Erhöhter Cholesterinspiegel

Vorbeugen und richtig behandeln

gesundheit aktuell

Dr. med. Klaus Wachter
Claudia und Laszlo Sarkady

compact

Bisher sind in dieser Reihe u. a. erschienen:

- Arthrose
- Diabetes mellitus
- Gesund abnehmen
- Bluthochdruck
- Osteoporose
- Stress bewältigen
- Schlafstörungen
- Rückengesundheit
- Migräne
- Herzinfarkt

Chefredaktion: Dr. Angela Sendlinger
Redaktion: Uta Lux
Produktion: Wolfram Friedrich
Titelabbildungen: ifa Bilderteam u., djd/RGZ (o. 1. v. li.), djd/Orgon
Körperpflege GmbH (o. 3. v. li.), Klosterfrau Gesundheitsdienst
(o. 4. v. li.)
Typografischer Entwurf: Axel Ganguin
Umschlaggestaltung: Axel Ganguin

ISBN 978-3-8174-5853-0
5458532

Besuchen Sie uns im Internet: www.compactverlag.de

Vorwort

Sozialer Wohlstand, moderne Technik und die Fortschritte der Medizin haben den Gesundheitszustand der Bevölkerung spürbar verbessert und ermöglichen ein längeres Leben mit weniger gesundheitlichen Beeinträchtigungen. Es wird aber auch immer deutlicher, welch großen Einfluss jeder Einzelne selbst auf seine Gesundheit oder auf den Verlauf einer Krankheit hat. Regelmäßige Bewegung, gesunde und ausgewogene Ernährung, eine nikotinfreie Lebensweise und die aktive Bewältigung von Stress halten gesund oder unterstützen zumindest dort, wo die Gesundheit bereits angeschlagen ist. Häufig bieten auch Selbsthilfegruppen Unterstützung, deren Arbeit wiederum aktiv von der BKK gefördert wird.

Nicht immer sind wir uns dieser Einflussmöglichkeiten bewusst. Gesundes Verhalten wirkt – ebenso wie gesundheitsschädliches Verhalten – oft erst zeitverzögert. Ein gesunder Lebensstil wird daher (leider) häufig dann erst zum Thema, wenn Beschwerden oder Erkrankungen die Betroffenen wach gerüttelt haben. Aber auch dann gibt es noch Chancen: Bewegung, gesunde Ernährung und Entspannung stärken Ihre Gesundheit und verbessern Ihr Wohlbefinden in jedem Lebensabschnitt, in jeder Lebenssituation. Oft sind es ganz einfache Veränderungen im Alltag, die schon Verbesserungen bringen, ohne mit größeren Kosten oder Mühen verbunden zu sein.

Die BKK hat dies schon lange erkannt und sich in allen Lebenswelten – bei der Arbeit wie in der Freizeit – als engagierter Vorreiter für Gesundheitsförderung und Prävention etabliert. Krankheiten vorzubeugen wo immer es geht, ist eines ihrer vordringlichsten Ziele. Im Falle einer Krankheit bietet die BKK ihren Versicherten deshalb über die qualitätsgesicherte Versorgung hinaus Hilfen an, um durch Veränderungen des eigenen Lebensstils gesundheitliche Einschränkungen zu vermindern und ein möglichst unbelastetes Leben führen zu können. Einen Beitrag hierzu liefert auch die vorliegende Ausgabe des Buches „Erhöhter Cholesterinspiegel – Vorbeugen und richtig behandeln“. Details zu weiteren Angeboten erhalten Sie bei Ihrem Ansprechpartner in einer der rund 200 Betriebskrankenkassen in Deutschland oder im Internet auf der Homepage des BKK Bundesverbandes unter der Adresse www.bkk.de.

K.-Dieter Voß
BKK Bundesverband
Mitglied des Vorstandes

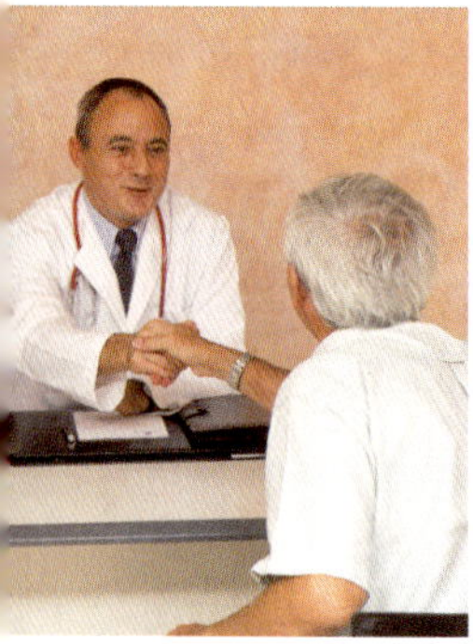

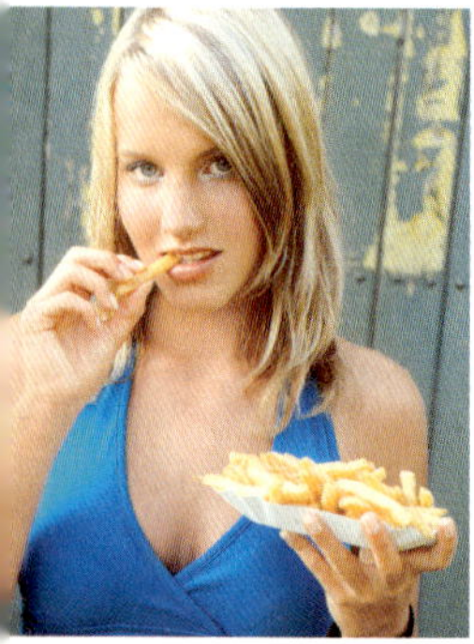

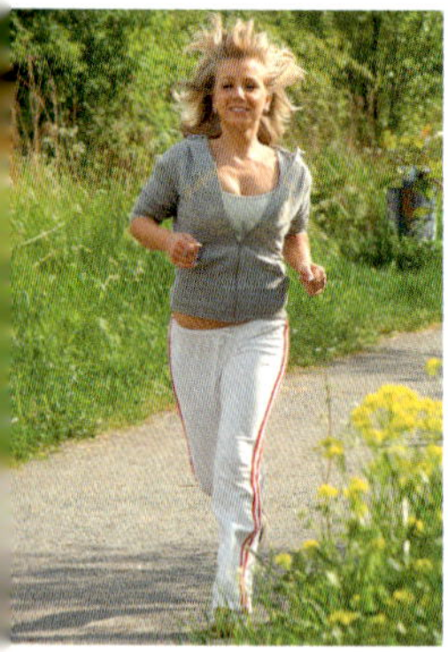

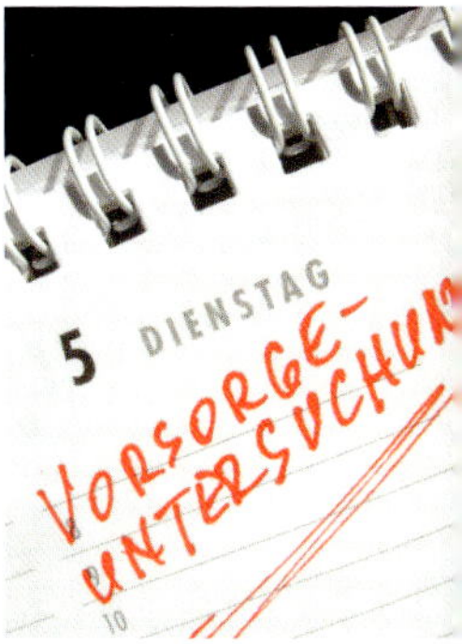
5 DIENSTAG
VORSORGE-
UNTERSUCHUN

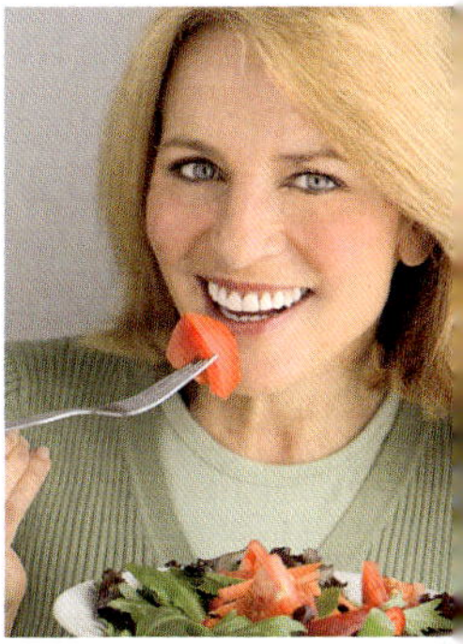

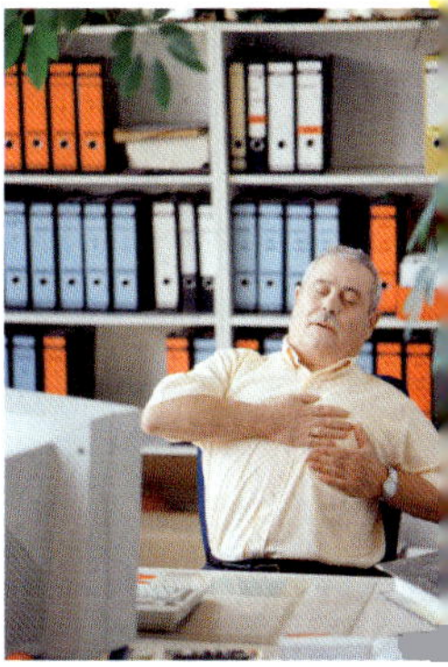

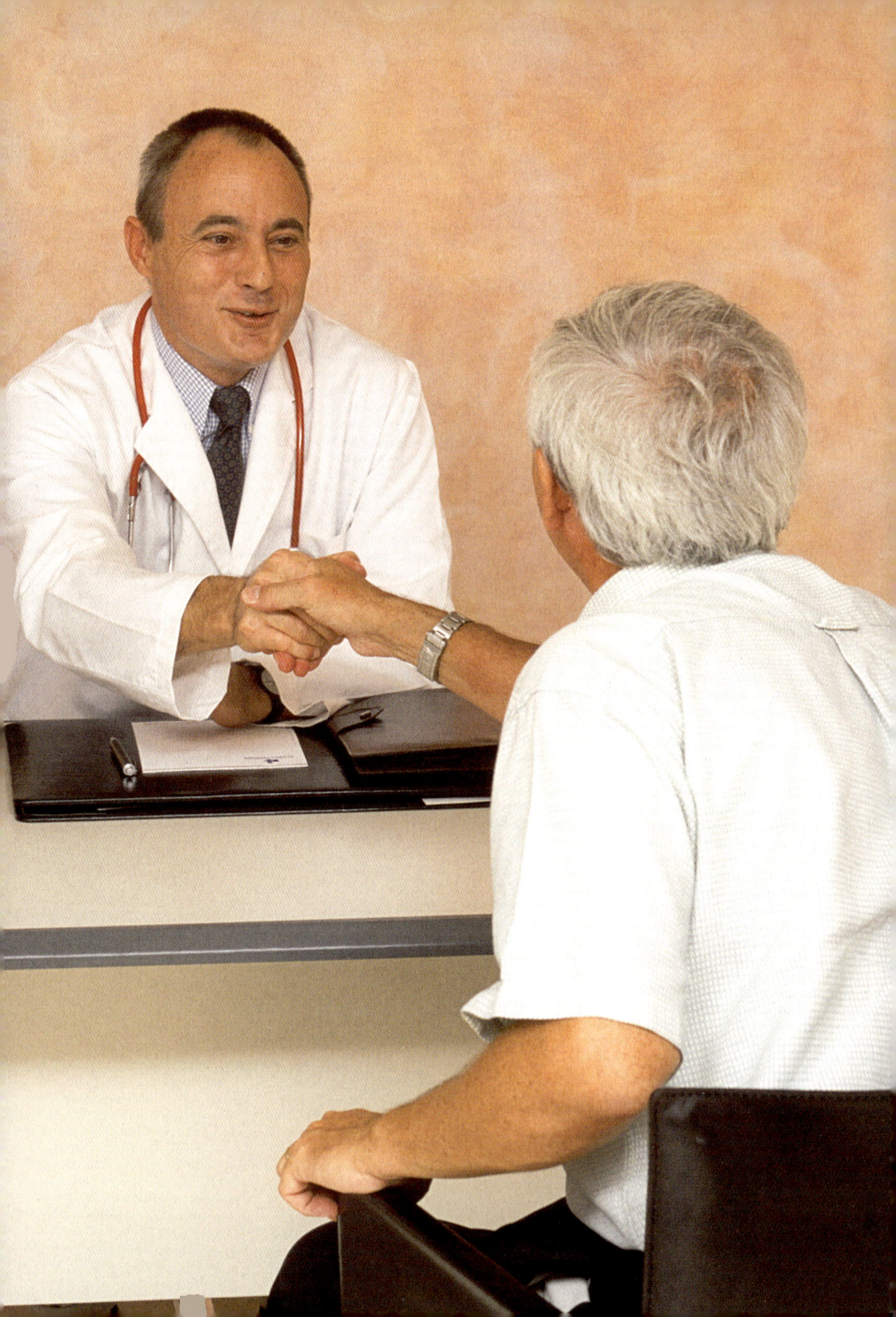

Das Krankheitsbild

Cholesterin ist entgegen der gängigen Meinung keine grundsätzlich schädliche Substanz. Es spielt im Gegenteil eine wichtige Rolle im Stoffwechsel von Mensch und Tier. Cholesterin wird nur zu einem bestimmten Teil vom Körper selbst gebildet und muss auch von außen, d. h. durch Nahrung, zugeführt werden.
Cholesterin ist ein wichtiger Bestandteil der Zellmembranen und dient bei der Bildung vieler Hormone und des Vitamins D als Ausgangssubstanz.
Neben diesen lebensnotwendigen Funktionen kann ein Zuviel an Cholesterin aber auch negative Auswirkungen haben. Es kann schädliche Ablagerungen an den Innenseiten der Blutgefäße bilden, aus denen Arteriosklerose entstehen kann, eine der häufigsten Ursachen für Herz-Kreislauf-Erkrankungen.

Wie entsteht ein erhöhter Cholesterinspiegel?

Der Stoffwechsel des menschlichen Körpers – die Weiterverarbeitung und Umwandlung der von außen zugeführten oder selbst produzierten Stoffe zu den Zellen – ist ein äußerst komplexes Geschehen. Tausende von Nährstoffen, Hormonen, Enzymen, Vitaminen und Spurenelementen sind daran beteiligt.
Dieses System funktioniert bei einem gesunden Menschen trotz Belastungen über Jahrzehnte hinweg problemlos. Besteht jedoch eine Dauerüberforderung oder liegen angeborene Erkrankungen oder Schwächen vor, können Störungen auftreten und es kommt irgendwann zu bleibenden Schäden. Ein besseres Verständnis dieses komplizierten Stoffwechselsystems kann dazu beitragen, bewusster mit diesem Thema umzugehen, Risikofaktoren zu minimieren und rechtzeitig vorbeugende Maßnahmen zu ergreifen.

Die tägliche Cholesterinzufuhr mit der Nahrung sollte unter 300 Milligramm betragen.

Was ist Cholesterin?

Cholesterin – ein Blutfett

Cholesterin gehört zur Gruppe der Fette, der so genannten Blutfette (Lipide). Es wurde erstmals im 18. Jahrhundert als Bestandteil der Gallensteine entdeckt. Hiervon leitet sich auch sein Name ab (griechisch: chole = Galle und stereos = fest).

Es ist eine fettähnliche Substanz, die sich wie weiches Wachs anfühlt. Zusammen mit den Triglyzeriden (siehe Seite 16) ist es ein wichtiger Bestandteil der Zellwände, die jede Zelle des Körpers umgeben. Cholesterin kommt im Organismus aller höheren tierischen Lebewesen und Menschen vor. Im Körper ist es überall vorhanden, im Gehirn, in der Leber, im Herz, in den Knochen und im Blut. In Pflanzen hingegen kommt es nicht vor.

Woher bekommt der Körper das Cholesterin?

Cholesterin wird vom Körper zum Teil selbst produziert, und zwar hauptsächlich in der Leber. Man spricht hier von körpereigener Produktion durch „endogene Synthese". Circa 80 Prozent des Cholesterins werden von der Leber gebildet, das entspricht etwa zwischen 500 und 1200 Milligramm Cholesterin täglich. Diese Menge deckt eigentlich bereits den Großteil des Cholesterinbedarfs des Körpers und es wäre keine Cholesterinzufuhr über die Nahrung nötig.

Die Leber verwertet aber auch das mit der Nahrung aufgenommene Cholesterin. Man nennt dies „exogene alimentäre Zufuhr". Cholesterin findet sich nur in tierischen Lebensmitteln. Circa 15 Prozent des Cholesterins werden dem Körper mit der Nahrung zugeführt. Nach den Empfehlungen der Fachgesellschaften sollte die tägliche Cholesterinzufuhr mit der Nahrung 200 bis 300 Milligramm am Tag nicht wesentlich übersteigen.

Die körpereigene Produktion hängt dabei mit der Aufnahme durch die Nahrung zusammen: Wird viel Cholesterin über die Nahrung angeboten, dann stellt der Körper weniger her und umgekehrt. Bei einem gesunden

Cholesterin ist für das Funktionieren des Organismus notwendig, denn es hat dort wichtige Funktionen zu erfüllen.

Was sind Lipide?

Mit dem Begriff Lipide bezeichnet man zahlreiche chemisch sehr unterschiedlich aufgebaute Fette und fettartige Stoffe. Diese werden in einfache Lipide, zu denen die Neutralfette (Triglyzeride) zählen, und komplexe Lipide unterteilt. Zu ihnen zählen Steroide (z. B. Cholesterin), Phospholipide (z. B. Lecithin), Lipochrome (z. B. Carotine) und die fettlöslichen Vitamine (Vitamin A, D, E, K). Alle Lipide sind in Benzin oder Benzol löslich, während sie in Wasser zum großen Teil nicht löslich sind.

Cholesterin gehört zur Stoffgruppe der Steroide, die aus sehr komplexen ringförmigen Kohlenwasserstoffverbindungen zusammengesetzt sind. Das Cholesterinmolekül, das eine alkoholische Gruppe besitzt (OH-Gruppe), müsste eigentlich – gemäß der chemischen Nomenklatur für die OH-Gruppe – die Endung „-ol“ tragen, also „Cholesterol“ heißen. In der Wissenschaft setzt sich dies immer mehr durch, wogegen im allgemeinen Sprachgebrauch nach wie vor der Begriff „Cholesterin“ verwendet wird.

Menschen sorgt das körpereigene Regulationssystem dafür, dass immer genügend – aber auch nicht zu viel – Cholesterin für die Körperfunktionen zur Verfügung steht. Steigt der Cholesteringehalt im Blut über das normale Maß hinaus, ist die Regulation des Cholesterinspiegels gestört. Dies ist bei bestimmten Stoffwechselstörungen oder Krankheiten der Fall.

Quellen des Cholesterins

- Circa 80 % aus körpereigener Produktion (endogene Synthese)
- Circa 15 % aus der Nahrung (exogene Zufuhr)

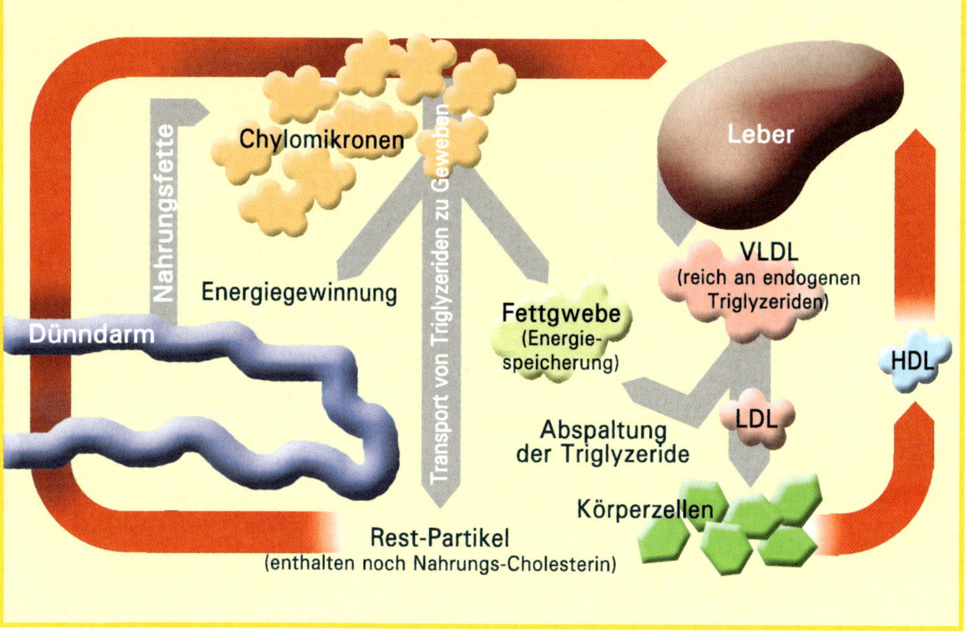

Funktionen des Cholesterins im Körper

Cholesterin hat im Körper lebenswichtige Funktionen und Aufgaben zu erfüllen. Es ist ein wichtiger Bestandteil von Zellmembranen und Nervenbahnen und Ausgangsstoff für die Bildung von Hormonen und anderen Stoffen.

Cholesterin ist ein unentbehrlicher Bestandteil aller Zellmembranen und folglich in jeder Körperzelle zu finden.

Bestandteil der Zellmembranen
Körperzellen benötigen, damit sie als eigene abgegrenzte Einheit funktionieren können, eine sie schützende und begrenzende Zellmembran. Zellmembranen bestehen im Wesentlichen aus Proteinen (Eiweißen) und Lipiden (Fetten). Der variable Fettanteil bestimmt dabei entscheidend das biologische Verhalten. Den Hauptanteil der Zellmembran machen die so genannten Phospholipide aus, die sich im wässrigen Milieu spontan zu Lamellen anordnen.

Unter einer Zellmembran muss man sich somit eine zähflüssige Lipid-Doppelschicht vorstellen, in der mosaikförmig verschiedene Proteine schwimmen. Dazwischen eingelagert befindet sich auch das Cholesterin, das einen wesentlichen Einfluss auf die Flexibilität der Zellmembran hat. Je höher die Fließeigenschaften (Fluidität) der Doppelschicht sind, desto halbflüssig-gallertartiger ist die Zellmembran und desto geringer ist ihre Festigkeit.

Der Cholesterinanteil kann durch die Zelle dynamisch reguliert werden, durch Cholesterineinlagerung in ihre Zellwand kann die Zelle die Membranfluidität herabsetzen und so für eine erhöhte Festigkeit sorgen. Die Zelle kann so mithilfe des Cholesterins ihre Zellmembran gegenüber gewissen äußeren Einflüssen bedarfsgerecht anpassen.

Cholesterin macht die Zellwände dicht

Als Bestandteil der Zellmembran hat Cholesterin eine wichtige Stabilisatorfunktion. Durch die Erhöhung der Membranviskosität kommt es zu einer Abdichtung der Zellmembran.
Es gibt Hinweise darauf, dass ein ausreichender Cholesteringehalt der Membranen für die Immunabwehr eine Bedeutung haben könnte. So haben Personen mit einem niedrigen Cholesterinspiegel eine verminderte Immunabwehr und damit steigt auch das Risiko, an Krebs oder einer Infektion zu erkranken. Anscheinend wird die Zellmembran aufgrund eines niedrigen Cholesterinspiegels durchlässiger für Erreger oder toxische Stoffe oder eine adäquate Immunreaktion des Körpers wird durch eine Hemmung der Zellteilung gemindert.

Bildung von Gallensäure

Weiterhin agiert das Cholesterin als Ausgangssubstanz für die Bildung von bestimmten Steroidhormonen und Gallensäuren.

Cholesterin wird in der Leber zu Gallensäuren umgewandelt, die von der Gallenblase, wo sie eingedickt und gespeichert werden, in den Darm abgegeben werden. Die tägliche Sekretion von Gallensäuren liegt beim gesunden Menschen bei circa 12 bis 24 Gramm. Von den ausgeschiedenen Gallensäuren werden etwa 90 Prozent im Darm resorbiert, der Rest wird mit dem Stuhl ausgeschieden.

Im Darm regeln die Gallensäuren die Verdauung von Fetten, die über die Nahrung aufgenommen werden, und sorgen somit auch für einen geregelten Stuhlgang. Zu wenig Cholesterin führt also zu einer verminderten Gallensäureproduktion mit der Folge, dass der Darm immer träger wird und es zu Verstopfung kommen kann.

Bildung von Sexualhormonen

Cholesterin stellt auch den Ausgangsstoff für die Bildung von Hormonen dar. In erster Linie sind dies Geschlechtshormone wie Testosteron, Östrogene und Progesteron, aber auch andere Hormone, die für den Stoffwechsel eine wichtige Rolle spielen. Sie sind unter anderem am Kalkaufbau des Skelettsystems sowie an der Schlafregulierung beteiligt.

Bildung von Vitamin D

In der Leber wird aus Cholesterin das Provitamin D (7-Dehydrocholesterin) hergestellt. Es wandert in die Haut und wird dort in einer photochemischen Reaktion unter dem Einfluss von UV-Licht in das Vitamin D3 (Cholecalciferol) umgewandelt. Vitamin D spielt eine wichtige Rolle im Kalziumhaushalt und ist damit wichtig für Muskel- und Nervenerregung sowie für die Knochenfestigkeit. Es kann wie beschrieben mithilfe des Cholesterins in gewissem Maße vom Körper selber hergestellt werden, findet sich aber auch in tierischer und pflanzlicher Nahrung. Ein Mangel an Vitamin D, vor allem bei Nahrungsmangel und geringer Sonneneinstrahlung, führt zu einer Entkalkung und damit zu einer abnormalen Weichheit des Knochens im Wachstumsalter (Rachitis) bzw. zu Mineralisationsstörungen beim Erwachsen (Osteomalazie).

Aufgaben des Cholesterins im Körper

- Bestandteil von Zellwänden und Nervenzellen
- Ausgangsstoff für die Bildung von Gallensäuren
- Ausgangsstoff für die Bildung von Hormonen
- Ausgangsstoff für die Bildung von Vitamin D
- Ausgangsstoff für die Bildung von Kortison

In der Leber werden aus Cholesterin die Gallensäuren synthetisiert. Sie sind zweifellos das wichtigste Endprodukt des Cholesterinstoffwechsels.

Cholesterin ist die Ausgangssubstanz für die Bildung von Vitamin D3.

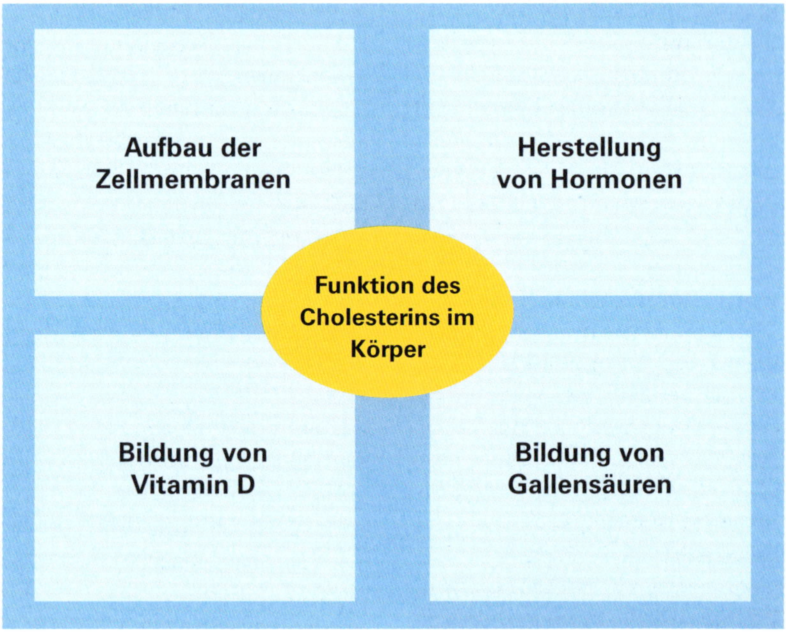
Aufbau der Zellmembranen
Herstellung von Hormonen
Funktion des Cholesterins im Körper
Bildung von Vitamin D
Bildung von Gallensäuren

Cholesterin ist die Ausgangssubstanz für zahlreiche physiologisch wichtige Stoffe.

Bei den Lipoproteinen handelt es sich um eine Kombination von Eiweiß und Lipiden. Je nach Beladung mit Triglyzeriden oder Cholesterin variiert die Größe dieser Transportvehikel.

Bildung von Kortison

Cholesterin dient weiterhin als Grundsubstanz für die Bildung von Kortison, das für die Abwehr von Entzündungen im Körper zuständig ist.

Der Cholesterintransport im Blut

Die wichtigsten Fette des menschlichen Organismus sind Triglyzeride, Cholesterin und Phospholipide. Diese Fette sind schlecht wasserlöslich, sie können sich nicht einfach in der Blutbahn bewegen und sind daher im Blut nicht transportfähig. Im Blutplasma werden sie daher in Form von

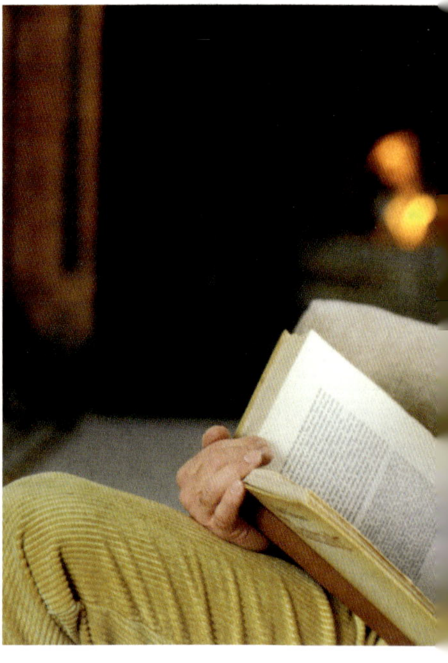

komplexen Fett-Eiweiß-Molekülen transportiert. Diese nennt man in der Fachsprache Lipoproteine (lipos = Fett, protein = Eiweiß). Abhängig von ihrer Größe, Inhalt und Funktion unterscheidet man verschiedene Arten von Lipoproteinen.

Lipoproteine

Die Lipoproteine werden aufgrund ihrer Dichte unterschieden, das ist eine physikalische Eigenschaft (Masse eines Stoffes pro Volumeneinheit), die aber nichts über die Art oder die Wirkung des Inhalts aussagt.
Demnach unterscheidet man Chylomikronen, HDL-Protein (**H**igh **D**ensity **L**ipoprotein), IDL-Protein (**I**ntermediate **D**ensity **L**ipoprotein) und LDL-Protein (**L**ow **D**ensity **L**ipoprotein). Die beiden zuletzt genannten entwickeln sich aus dem in der Leber gebildeten VLDL-Lipoprotein (**V**ery **L**ow **D**ensity **L**ipoprotein).
Die Funktion des LDL besteht darin, das Cholesterin zu allen Körperzellen zu transportieren, die sehr viel davon benötigen, wie et-

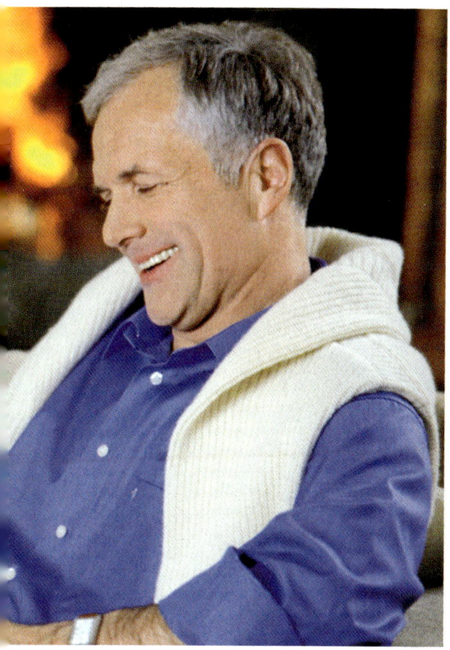

Lipoproteine – Transportmittel im Blut

- **VLDL** (Lipoprotein mit sehr geringer Dichte)
  Bildung in der Leber
  Transport von in der Leber selbst produzierten Fetten
- **IDL** (Lipoprotein mit intermediärer Dichte)
  Bildung im Blut aus VLDL
- **LDL** (Lipoprotein mit niedriger Dichte)
  Bildung aus VLDL
  Transport von Cholesterin zu den Zellen
- **HDL** (Lipoprotein mit hoher Dichte)
  Bildung in Darmwand und Leber
  Transport von Cholesterin von den Zellen zur Leber
- **Chylomikronen**
  Bildung in der Darmschleimhaut
  Transport von Nahrungsfetten (vor allem Triglyzeride) zum Fettgewebe und zu den Muskeln

Cholesterin ist nicht wasserlöslich und kann deshalb nicht einfach im Blut transportiert werden. Lipoproteine dienen als Transportmittel für das Cholesterin im Blut.

LDL transportiert Cholesterin je nach Bedarf zu den verschiedenen Zellen. Es macht circa 80 Prozent des gesamten Plasmacholesterins aus.

LDL-Cholesterin wird auch als „schlechtes" Cholesterin bezeichnet, da es bei der Entstehung der Arteriosklerose eine entscheidende Rolle spielt.

wa zur Leber. Als Schutz vor einer Cholesterinübersättigung im Körper stellt die Leber im Gegenzug das HDL her. Dieses kann unbenötigtes, freies Cholesterin aus den peripheren Geweben binden und wieder zurück zur Leber transportieren.
Diese beiden Lipoproteine werden auch als „gutes" (HDL) und „schlechtes" (LDL) Cholesterin bezeichnet.

LDL und HDL – „schlechtes" und „gutes" Cholesterin

Die genannten vier verschiedenen Arten von Lipoproteinen dienen alle unterschiedlichen Zwecken. Zwei davon, LDL und HDL, nehmen das Cholesterin auf. LDL entsteht aus dem VLDL, nachdem dieses die von der Leber gebildeten Triglyzeride (ähnlich wie die Chylomikronen) im Muskel- und Fettgewebe abgeladen haben. Durch das in den LDL-Transportern zurückbleibende Cholesterin wird LDL die Haupttransportform für Cholesterin im Körper. Seine Aufgabe ist, das Cholesterin aus seinem Entstehungsort, der Leber, je nach Bedarf überall dorthin zu transportieren, wo es im Körper gebraucht wird. Der Rest wird in der Leber abgebaut.
Ist die zugeführte Menge an Cholesterin zu hoch, verbleibt das restliche LDL im Blut und kann in die Blutgefäße (Arterien) eindringen, wo es zu unerwünschten Ablagerungen kommen kann, die Plaque genannt werden. Diese Entwicklung ist gefährlich, denn unter bestimmten Bedingungen kann dies zur Entstehung von Arteriosklerose beitragen. Daher wird es auch im Volksmund als „schlechtes" Cholesterin bezeichnet.

HDL wird in der Leber gebildet und hat die gegenteilige Funktion, denn es sammelt überschüssiges Cholesterin im Blut, auch das LDL-Cholesterin, und transportiert es zurück zur Leber. Dort wird dieses Cholesterin dann zum Teil zu Gallensäure umgewandelt und über den Stuhl ausgeschieden. HDL hilft somit, Cholesterin aus dem Blut zu entfernen, und verhindert arteriosklerotische Ablagerungen an den Arterienwänden. Aufgrund dieser besonderen Eigenschaft wird HDL auch umgangssprachlich als „gutes" Cholesterin bezeichnet.

Somit entsteht ein Zyklus. Je höher die HDL-Konzentration im Blut ist, desto besser. Normalerweise steht dem Körper genügend HDL zur Verfügung, um die Blutbahnen vor den Cholesterinablagerungen zur schützen. Ist jedoch zu viel LDL vorhanden, kommt das HDL mit dem Abtransport nicht mehr nach, immer mehr Plaque lagert sich an den

Wänden der Arterien ab, die dadurch immer undurchlässiger werden.

Wie kommt das Cholesterin vom Blut in die Zellen?

Viele Körperzellen verfügen auf ihrer Oberfläche über so genannte LDL-Rezeptoren, die den Bedarf der Zellen an Cholesterin regeln. Diese fungieren als eine Art Fühler oder „Angelhaken", welche die in der Blutbahn vorbeischwimmenden LDL-Pakete erkennen und diese an sich binden. Sie schleusen sie in ihr Zellinneres, wo sie in speziellen Verdauungsbläschen abgebaut werden und das Cholesterin freigesetzt wird. Nun steht dieses der Zelle z. B. für den Aufbau der Zellmembran oder die Bildung der erwähnten Stoffe zur Verfügung.

Durch die Erhöhung der LDL-Konzentration kommt es zu einer verstärkten Einschleusung von Cholesterin in die Zellen. Je nachdem, wie viel Cholesterin die einzelnen Organe benötigen, sind diese mit Rezeptoren in unterschiedlicher Anzahl ausgestattet. Die meisten LDL-Rezeptoren besitzt die Leber, da sie den größten Teil der LDL-Moleküle aus dem Blut entfernt, in ihre Bestandteile zerlegt und dem Stoffwechsel wieder zur Verfügung stellt bzw. über die Galle ausscheidet.

- LDL-Cholesterin spielt bei der Entstehung der Arteriosklerose eine entscheidende Rolle. Es wird daher auch als „schlechtes" Cholesterin bezeichnet.
- HDL-Cholesterin wird als „gutes Cholesterin" bezeichnet, da es unter Umständen in der Lage ist, das „schlechte" LDL-Cholesterin aus den Gefäßwänden zu lösen und abzutransportieren.
- Zyklus LDL/HDL: LDL-Körperchen bieten Cholesterin den Körperzellen an, HDL-Körperchen transportieren überschüssiges Cholesterin von den Körperzellen zurück zur Leber, wo HDL wieder in LDL umgewandelt wird.

Je mehr Cholesterin eine Zelle benötigt, desto mehr „Angelhaken" legt sie aus. Ist der Bedarf an Cholesterin in ihrem Inneren gedeckt, zieht sie ihre Rezeptoren ein. Dies ist ein Schutz vor einem Überfluten der Zelle. Befinden sich viele LDL-Pakete im Blut, ist der Bedarf der Zelle schnell gedeckt und die Rezeptoren ziehen kein Cholesterin mehr an. Auf diese Weise jedoch bleibt ein Überschuss an LDL-Paketen im Blut (so genannte LDL-Erhöhung), die dort weiter zirkulieren und sich schließlich an den Gefäßwänden ablagern.

Der Körper kann mittels HDL Cholesterin abtransportieren. HDL wird daher auch als „gutes" Cholesterin bezeichnet, da es Cholesterin aus dem Blut entfernt.

Ein spezieller Mechanismus, die so genannten LDL-Rezeptoren, sorgen für die Aufnahme des LDL-Cholesterins in die Zellen.

Die Aktivität der LDL-Rezeptoren wird durch ein Regulationssystem gesteuert.

Was sind Triglyzeride?

Es gibt noch eine weitere Gruppe von Fettstoffen im Blut, die auch „Neutralfette" genannt werden. Der Begriff Neutralfett stammt aus der Biochemie. Er besagt, dass es sich bei Triglyzeriden um Verbindungen handelt, die aus einem Glycerinmolekül bestehen, das mit drei Fettsäuren (z. B. Linol-, Linolen-, Palmitin- oder Stearinsäure) verbunden und dadurch vollständig abgesättigt oder biochemisch „neutral" ist.

In Wirklichkeit sind die Triglyzeride gar nicht so neutral, denn ein erhöhter Triglyzeridspiegel kann bei der Entstehung von Arteriosklerose eine Rolle spielen. Triglyzeride werden zum Teil vom Körper selbst in der Leber hergestellt, der Großteil wird jedoch über die Nahrung aufgenommen. Die Triglyzeride werden aus dem Darm, wo sie aus den Nahrungsmitteln gelöst, aufgespalten und wieder zusammengesetzt werden, an ihren Bestimmungsort transportiert. Dies ist neben einzelnen Organen vor allem das Fettgewebe, das zum größten Teil aus Triglyzeriden besteht. Dort werden die Triglyzeride in Energiereservoirs gespeichert. In Hungerphasen wird ein solches Depot abgebaut und zur Energiegewinnung verwendet.

Ein Beispiel: Im Fettgewebe eines normal schweren Erwachsenen sind nur ungefähr acht Kilogramm Triglyzeride gespeichert. Dies entspricht in etwa dem Energiebedarf für 40 Tage. Der Körper könnte also dank der Triglyzeride einen Monat lang ohne Nahrung auskommen und würde trotzdem funktionieren. Triglyzeride stellen somit einen der wichtigsten Energielieferanten für den Körper dar.

Bei ererbten Störungen, starkem Übergewicht (Adipositas), ungünstiger Ernährung mit zu viel tierischen Fetten, übermäßigem Alkoholkonsum oder Zuckerkrankheit (Diabetes) kann die Konzentration der Triglyzeride im Blut allerdings stark ansteigen. Dies wiederum stellt einen Risikofaktor für Herz-Kreislauf-Erkrankungen dar und begünstigt die Entwicklung

Triglyzeride

- Sie bestehen aus freien Fettsäuren.
- Sie werden mit der Nahrung aufgenommen.
- Sie können von der Leber und dem Fettgewebe aus Zucker und Alkohol hergestellt werden.
- Sie dienen als wichtige Energielieferanten für den Körper.
- Erhöhte Triglyzeridwerte sind ein Risikofaktor für Arteriosklerose und Herz-Kreislauf-Erkrankungen.

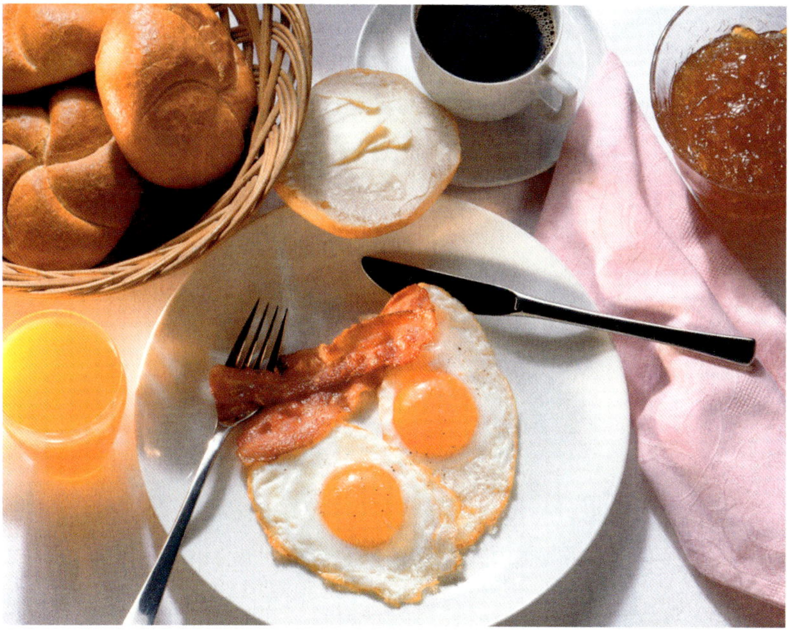

Triglyzeride bilden mit 95 Prozent den Hauptbestandteil der Körper- und Nahrungsfette.

von Arteriosklerose. Eine deutliche Erhöhung des Triglyzeridwertes (über 1000 mg/dl Blut) verschlechtert die Fließeigenschaften des Blutes, was sich negativ auf die kleinen Blutgefäße auswirkt. Außerdem können zu hohe Triglyzeridwerte die Leber schädigen (Fettleber) und es besteht die Gefahr, dass es zu einer gefährlichen Entzündung der Bauchspeicheldrüse, einer so genannten Pankreatitis, kommt.

Einige Risikogruppen wie Übergewichtige oder Diabetiker sind besonders häufig von erhöhten Triglyzeridwerten betroffen.
Durch eine Umstellung der Ernährungsgewohnheiten lassen sich erhöhte Triglyzeridwerte rasch und wirksam senken.

Maßnahmen bei erhöhten Triglyzeridwerten

- Verzicht auf Alkohol
- Abbau von Übergewicht
- mehr körperliche Bewegung
- Vermeidung von schnell resorbierbaren Kohlenhydraten, also Limonade, Süßwaren und Weißmehlprodukte
- vermehrte Aufnahme ballaststoffreicher Nahrung, reichlich Gemüse, Obst und Vollkorngetreideprodukte

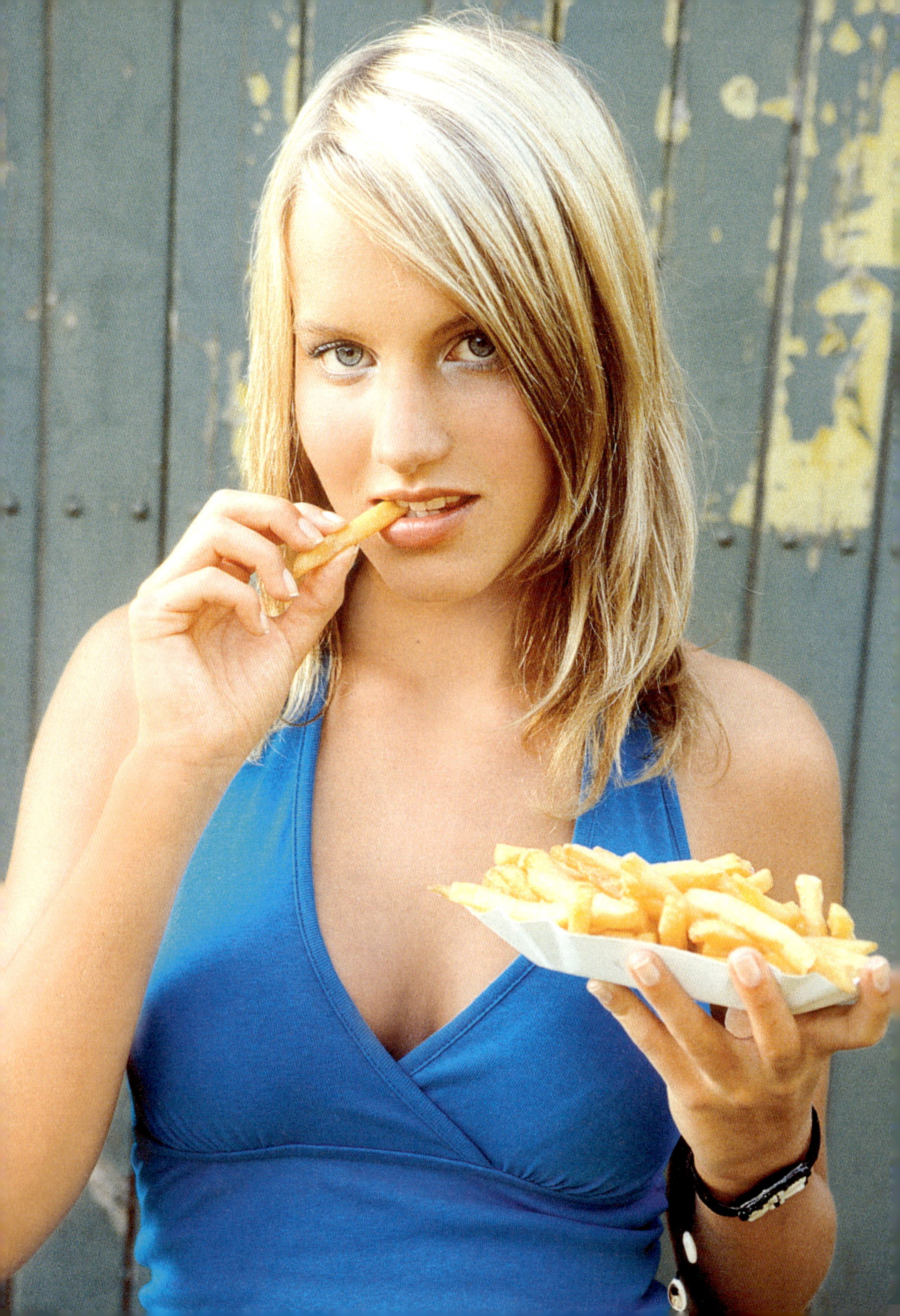

Ursachen und Risikofaktoren

Bis in die Mitte des vorigen Jahrhunderts waren die so genannten Wohlstandskrankheiten weitgehend unbekannt. Übergewicht, Bluthochdruck oder Arteriosklerose waren selten.
Im Laufe der letzten fünf Jahrzehnte nahm die körperliche Aktivität der meisten Menschen infolge zunehmender Mechanisierung und Mobilisierung drastisch ab. Die Versorgung mit Nahrungs- und Genussmitteln verbesserte sich jedoch ständig. Diese Entwicklungen sind Auslöser für ernährungsbedingte Stoffwechselstörungen und -erkrankungen.

Die Ursachen für einen erhöhten Cholesterinspiegel

In den letzten Jahrzehnten haben Stoffwechselerkrankungen in den Industrieländern deutlich zugenommen. Man spricht auch von „Wohlstandserkrankungen", denn immer dann, wenn Nahrung nicht im Übermaß vorhanden ist, treten Fettstoffwechselstörungen und deren Folgeerkrankungen nämlich deutlich seltener auf. Das lässt erkennen, dass diese Erkrankungen zumindest teilweise durch einen falschen Lebensstil verursacht werden. Erhöhte Blutfettwerte müssen jedoch nicht immer eine Folge des Wohlstandes und der oft damit verbundenen falschen Ernährung sein. In seltenen Fällen sind auch angeborene Fettstoffwechselstörungen die Ursache für erhöhte Cholesterinwerte.
Es gibt also verschiedene Faktoren, die das Auftreten von Stoffwechselerkrankungen und die damit verbundene Entwicklung arteriosklerotischer Gefäßverän-

Fettstoffwechselstörungen sind ein Risikofaktor für Herz-Kreislauf-Erkrankungen.

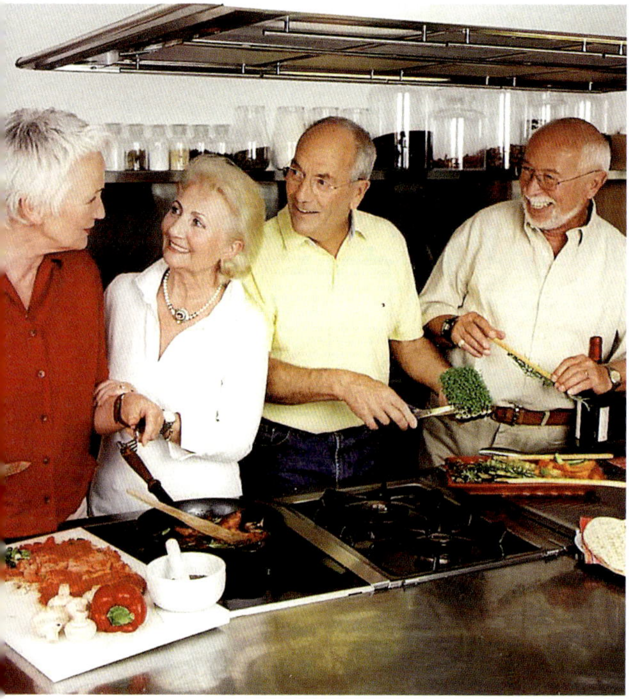

derungen begünstigen und zu Folgeerkrankungen führen. Diese werden in primäre und sekundäre Faktoren unterteilt.

Unter den so genannten primären Ursachen versteht man genetische, also angeborene Störungen, die eine Fettstoffwechselstörung bedingen. Aber auch Alter und Geschlecht spielen hier eine Rolle.

Sekundäre Ursachen sind einerseits bereits vorliegende Erkrankungen wie z. B. Diabetes oder Schilddrüsenfehlfunktionen, andererseits spielen aber auch äußere Einflüsse eine Rolle, die aus dem individuellen Lebensstil resultieren. Dazu gehören unter anderem schädigende Umwelteinflüsse, Rauchen, mangelnde Bewegung und falsche Ernährung.

Die zusätzlichen Risikofaktoren sind deshalb so wichtig, weil nicht jeder Mensch, der einen hohen Cholesterinspiegel hat, auch eine Gefäßerkrankung bekommen muss. Cholesterinwerte werden nie nur für sich allein betrachtet, sondern immer im Zusammenhang mit Lebensgewohnheiten, mit bereits bestehenden Erkrankungen, mit dem Körpergewicht und den Blutdruckwerten.

Bei einem hohen Cholesterinspiegel spielt die Vererbung ebenso eine Rolle wie die individuelle Veranlagung. Kommen dann noch ungünstige äußere Faktoren wie etwa eine falsche Ernährung, Rauchen oder Bewegungsmangel hinzu, dann steigt das LDL im Blut.

Primäre Ursachen sind unveränderbar. Sekundäre Ursachen sind individuell beeinflussbar.

Risikofaktoren für erhöhte Blutfettwerte

- Bluthochdruck (arterielle Hypertonie)
- Stoffwechselerkrankungen (z. B. Diabetes)
- erbliche Veranlagung für Herz-Kreislauf-Erkrankungen
- falsche Ernährung
- Alkohol- und/oder Nikotinkonsum
- Übergewicht
- Bewegungsmangel
- Stress

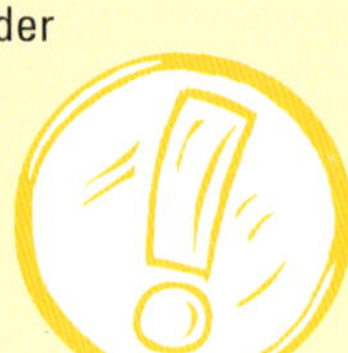

Hohe Cholesterinwerte können aber auch die Folge bestimmter Erkrankungen sein.

Generell erhöht sich der Cholesterinspiegel im Laufe des Lebens leicht, dadurch haben ältere Menschen häufiger Probleme mit dem Cholesterin als jüngere. Außerdem bestehen für viele Menschen dieser Altersgruppe mehrere Risikofaktoren gleichzeitig. Auch spielt das Geschlecht eine Rolle. So leiden Männer häufiger an erhöhten Blutfetten als Frauen vor den Wechseljahren, wenn das Verhältnis LDL-Cholesterin zu HDL-Cholesterin durch die hormonelle Regulierung noch günstiger ist. Nach den Wechseljahren fällt dieser positive Einfluss weg, dann steigt auch bei Frauen das Risiko einer Gefäßerkrankung.

Der Schutz vor koronarer Herzkrankheit bei Frauen wird den körpereigenen Östrogenen zugeschrieben. Mit den „Wechseljahren" (medizinisch „Klimakterium" genannt) fällt jedoch die Östrogenproduktion und das koronare Risiko steigt an, denn das LDL-Cholesterin erhöht sich deutlich. Studien haben gezeigt, dass das Verabreichen von Östrogenen (Hormonsubstitution) bei Frauen im Klimakterium zwar eine Senkung des LDL-Cholesterins bewirkt, dafür aber das Risiko für Brustkrebs auf das etwa Anderthalbfache ansteigt. Das Verhältnis von Nutzen zu Risiko sollte vom Arzt deshalb vor einer Hormonsubstitution sorgfältig geprüft werden.

Unter Risikofaktoren versteht man krankhafte Zustände sowie verhaltensbedingte Eigenschaften, die das Risiko für spätere Gefäßerkrankungen vergrößern.

Primäre Risikofaktoren

Erbliche Veranlagung

Herz-Kreislauf-Erkrankungen können praktisch jeden treffen. Aber das Risiko steigt, wenn innerhalb der Familie eine Veranlagung dafür besteht, d. h. wenn in der Familie bereits Männer vor dem 60. Lebensjahr und Frauen vor dem 70. Lebensjahr erkrankt sind. Die genetische – erbliche – Komponente für die jüngere Generation lässt sich leicht aus der Krankengeschichte älterer Familienmitglieder ersehen.

Diese lässt Rückschlüsse zu auf das Risiko des Einzelnen, an Fettstoffwechselstörungen zu erkranken. Dabei muss jedoch die Lebensführung – Faktoren wie Nikotinmissbrauch, fleischreiche Ernährung, Dauerstress – mit berücksichtigt werden. Nur in seltenen Fällen sind angeborene Fettstoffwechselstörungen alleinige Ursache für er-

Eine positive Familienanamnese, also das Vorkommen von Herz-Kreislauf-Erkrankungen in der Familie, ist ein ernst zu nehmender Risikofaktor.

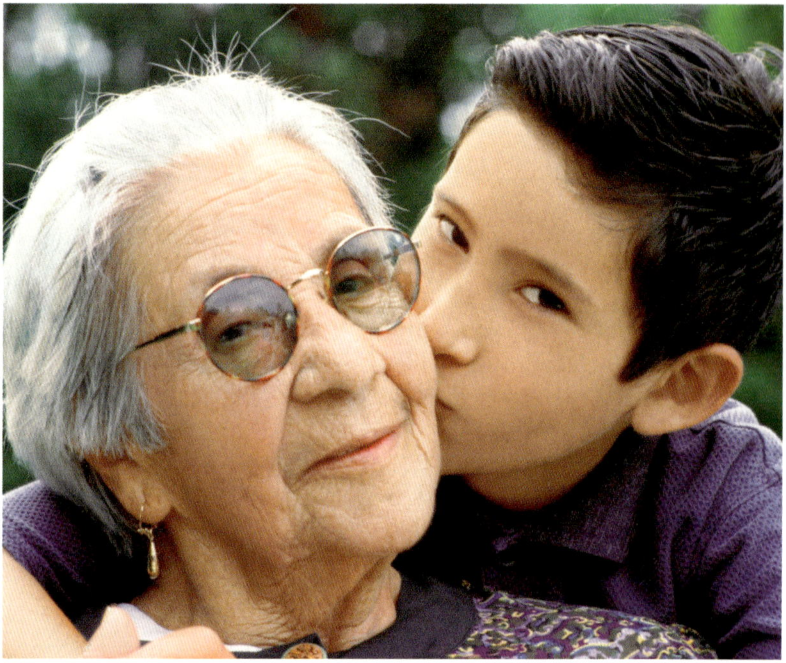

1985 erhielten zwei Wissenschaftler den Nobelpreis für ihre bahnbrechenden Untersuchungen über die Bedeutung der LDL-Rezeptoren und deren Rolle bei der familiären Hypercholesterinämie.

höhtes Cholesterin. Eine solche Fettstoffwechselstörung ist die Hypercholesterinämie.

Die Mehrzahl der verschiedenen Formen eines erhöhten Blutfettspiegels resultiert aus einer Kombination von erblicher Veranlagung und ungünstiger Ernährungsweise. Man unterscheidet zwischen drei grundsätzlichen Möglichkeiten von Hypercholesterinämien:

- Hypercholesterinämie = nur der Cholesteringehalt ist erhöht
- Hypertriglyzeridämie = nur die Triglyzeride sind erhöht
- Kombinierte oder gemischte Hypercholesterinämie = sowohl Cholesterin als auch Triglyzeride sind erhöht

Familiäre Hypercholesterinämie

Bei der Hypercholesterinämie handelt es sich um eine Krankheit, bei der die Anzahl der LDL-Rezeptoren verringert ist. Das bedeutet, dass die Zellen nicht in der Lage sind, das LDL-Cholesterin aufzunehmen. Sie bleiben deshalb mit Cholesterin unterversorgt. Die Leber produziert aber weiter Cholesterin, sodass der Cholesterinspiegel von Jahr zu Jahr steigt. Die LDL-Konzentration kann dabei gesundheitsgefährdende Werte von über 400 mg/dl erreichen.

Würde hier keine ausreichende Behandlung erfolgen, läge die Lebenserwartung lediglich bei etwa 40 bis 60 Jahren.

Die familiäre Hypercholesterinämie ist eine angeborene Erkrankung und betrifft etwa eine von 500 Personen.

Hypertriglyzeridämien

Leicht erhöhte Triglyzeridwerte (200 bis 500 mg/dl) finden sich häufig, insbesondere bei Diabetes, Übergewicht und Alkoholmissbrauch. Die zugrunde liegenden genetischen Ursachen sind noch nicht im Einzelnen geklärt. Bei der so genannten familiären Hypertriglyzeridämie sind die Triglyzeride massiv erhöht (über 1000 mg/dl), meist einhergehend mit niedrigen HDL-Cholesterinwerten. Bei schwerer Hypertriglyzeridämie, die in Verbindung mit sekundären Faktoren auftreten kann, sind häufig Komplikationen wie Entzündungen der Bauchspeicheldrüse (Pankreatitis) zu beobachten.

Chylomikronämie

Diese sehr seltene vererbte Fettstoffwechselstörung ist ebenfalls durch eine massiv erhöhte Triglyzeridkonzentration gekennzeichnet (über 1000 bis mehrere tausend mg/dl).
Die Chylomikronen, welche die mit der Nahrung aufgenommenen Triglyzeride transportieren (siehe Seite 13), können hierbei nicht verstoffwechselt werden. Ihr Abbau erfolgt verlangsamt, sodass sie im Gegensatz zum Normalzustand auch noch im Nüchternblut nachweisbar sind. Die Erkrankung bricht häufig schon im Kindesalter aus.

Kombinierte Hyperlipidämien

Man spricht von einer kombinierten Hyperlipidämie, wenn es aufgrund verschiedener erblicher Störungen zu einer gleichzeitigen Erhöhung des Cholesterins und der Triglyzeride kommt. Je nachdem, welche Art oder Kombination von Störungen vorliegt, kann die Verteilung der Blutfette sehr unterschiedlich sein. Es können entweder nur die Triglyzeride stark erhöht und das Cholesterin nur

Therapie bei Hyperlipidämien

Je nachdem, welche Form der Hypercholesterinämie vorliegt, richten sich die therapeutischen Maßnahmen darauf, den Organismus zu einer vermehrten Bildung von LDL-Rezeptoren anzuregen, sofern überhaupt vorhanden.
Dies geschieht mittels Medikamenten, die einen „Mangelzustand" an Cholesterin erzeugen, indem die Bildung des körpereigenen Cholesterins gehemmt wird. Die eigentliche Erkrankung, nämlich der Rezeptormangel der Zellen, bleibt jedoch weiter bestehen. Die Therapie der Zukunft ist allerdings ohne Zweifel die Gentherapie.

Neuere Studien haben ergeben, dass eine hohe Konzentration von Triglyzeriden das koronare Risiko auch dann erhöht, wenn die anderen Cholesterinwerte im Normbereich liegen und weitere Risikofaktoren fehlen.

mäßig erhöht sein, es kann aber auch der umgekehrte Fall vorliegen. Ebenso ist eine gleich starke Erhöhung beider Werte möglich. Das Verhältnis kann sich im Laufe der Zeit allerdings ändern. Entsprechend dem Verteilungsmuster der Lipiderhöhungen sind auch die klinischen Symptome unterschiedlich.

Sekundäre Risikofaktoren

Bluthochdruck

Der untere Blutdruckwert ist ausschlaggebend. Es ist der Entspannungsdruck, der unter 100 liegen sollte, auch nach körperlicher Aktivität.

Liegt der untere Wert des gemessenen Blutdrucks über 100, spricht man von Hochdruck.

Bluthochdruck (arterielle Hypertonie) birgt die Gefahr von Herzinfarkten, Durchblutungsstörungen der Beinarterien und Schlaganfällen. Ein dauerhaft erhöhter Blutdruck zählt zu den häufigsten chronischen Erkrankungen. Allein in Deutschland leiden etwa 15 Millionen Menschen an erhöhtem Blutdruck.

Über eine Ernährungsumstellung lässt sich Hypertonie beeinflussen, denn eine Reduzierung der Kochsalzaufnahme bewirkt eine Senkung des Bluthochdrucks. Im Allgemeinen wird eine mäßig salzarme Kost mit ca. 6 Gramm Kochsalz pro Tag empfohlen.
Auch zu viel Alkohol führt zu einem Anstieg des Blutdrucks. Hypertoniker sollten sich deshalb auf eine Alkoholmenge von weniger als 20 Gramm pro Tag beschränken.

Was ist Bluthochdruck?
Der Blutdruck ist Schwankungen unterworfen. Er steigt bei körperlicher Aktivität, Stress oder Aufregung an und fällt in Ruhephasen und im Schlaf ab. Bluthochdruck bezeichnet die krankhafte Erhöhung des Gefäßinnendrucks über einen längeren Zeitraum. Mit zunehmendem Lebensalter entwickeln immer mehr Menschen einen permanenten Bluthochdruck. Bekommt man ihn nicht mit einer Änderung der Lebens- und Ernährungsgewohnheiten in den Griff, muss er medikamentös behandelt werden.
Die Weltgesundheitsorganisation (WHO) definiert Bluthochdruck so:
leichte Hypertonie
unter 160/100
mittelschwere Hypertonie
unter 180/110
schwere Hypertonie
über 180/110
Die Ursachen des Bluthochdrucks können vielfältig sein und sind oft nicht bekannt. Häufig spielen Übergewicht, Nierenerkrankungen oder eine angeborene Herz- und Gefäßanomalie eine Rolle.

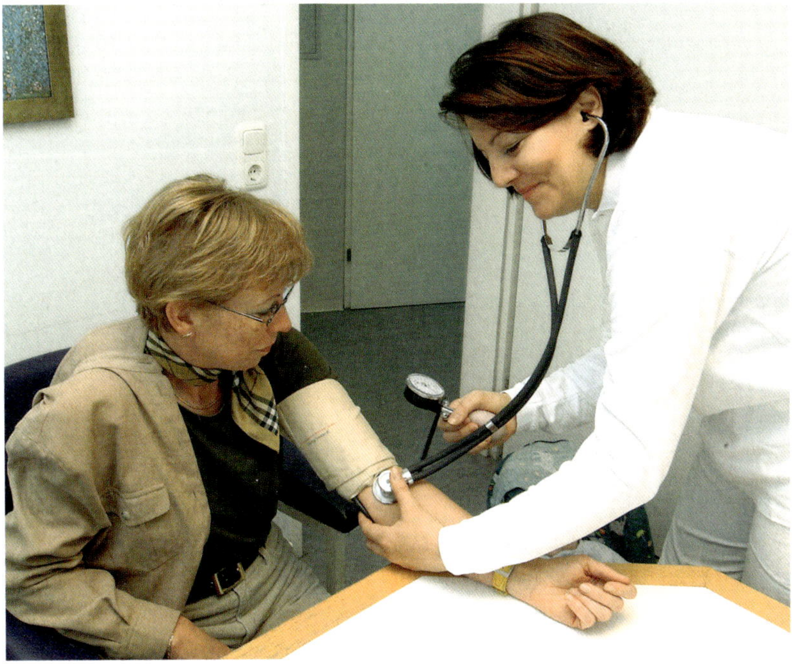

Bluthochdruck überdehnt die Gefäße und lässt sie einreißen.

Bluthochdruck als ein Wegbereiter der Arterienverkalkung

Bei dauerhaften Blutdruckwerten von über 140/90 mmHg wird das Blut mit solcher Kraft durch die Gefäße gepumpt, dass es durch daraus resultierende übermäßige Dauerspannung und Turbulenzen zu Überdehnungen der Gefäße und zu kleinsten Verletzungen der empfindlichen Innenseite der Arterienwand (Endothel) kommen kann. Diese Risse werden zwar normalerweise vom Körper selbst wieder repariert, es kommt dadurch jedoch an diesen Stellen zu vermehrten Ablagerungen und so zu einer zunehmenden Verengung der Gefäße. Damit ist der Prozess der Arterienverkalkung in Gang gesetzt. Die Arterien können aber im schlimmsten Fall auch einreißen und es kommt zu einer lebensgefährlichen Blutung im Gehirn.

Diabetes

Diabetiker haben ebenfalls ein stark erhöhtes Risiko für Herz-Kreislauf-Erkrankungen. Diabetes mellitus ist eine chronische Stoffwechselerkrankung, die auf einem absoluten oder relativen Mangel an Insulin beruht. Dabei kommt es zu einer Erhöhung des Blutzuckerspiegels im Blut – bereits im nüchternen Zustand oder aber nach dem Essen.

Es besteht ein starker Zusammenhang zwischen hohem Blutdruck und einem Schlaganfall.

Ideale Blutzuckerwerte

Der Blutzuckerwert sollte bei einem gesunden Menschen in nüchternem Zustand 110 mg/dl nicht überschreiten.

Diabetes gilt als anerkannter Risikofaktor für die Koronarsklerose.

Insulin ist ein Hormon, das in der Bauchspeicheldrüse produziert wird. Es wird vom Körper benötigt, um den Zucker aus dem Blut in die Zellen zu transportieren und damit den Energiehaushalt des Körpers am Laufen zu halten. Insulin wird normalerweise ständig in kleinen Mengen freigesetzt, nach einer Mahlzeit jedoch in verstärktem Maße.

Cholesterinwerte bei Diabetes

Wegen des hohen Risikos für koronare Herzkrankheiten sollten die Werte des LDL-Cholesterins bei Diabetikern unter 130 mg/dl, die des HDL-Cholesterins über 35 mg/dl und die der Triglyzeride unter 150 mg/dl liegen.
Bestehen bereits arteriosklerotische Gefäßveränderungen, so gelten noch niedrigere Werte: LDL unter 100 mg/dl und Triglyzeride unter 150 mg/dl.

Man unterscheidet zwei Typen von Diabetes:

- Typ 1-Diabetes tritt meist bereits im Kindes- oder Jugendalter auf. Bei dieser Ausprägung kann der Körper nur noch wenig oder gar kein Insulin mehr produzieren. Dieses muss deshalb von außen zugeführt werden.
- Typ 2-Diabetes wird oft auch „Altersdiabetes" genannt, er kann aber in jedem Lebensalter auftreten. Die Ursache kann eine Störung der Insulinsekretion oder der Insulinwirkung oder beides sein. Bei der „Insulinresistenz" bildet der Körper zwar Insulin, dessen Wirksamkeit ist aber herabgesetzt. Grund dafür ist eine gestörte Wechselwirkung zwischen dem Insulin und den Insulinrezeptoren der Zellmembranen.
  Bei diesem Typ muss je nach Ausprägung nicht zwingend Insulin zugeführt werden. Oft genügt auch die Einnahme von Tabletten bzw. eine Ernährungsumstellung.

Die Ursachen für Diabetes sind vielfältig. In den meisten Fällen entwickelt sich der Typ-2-Diabetes im Rahmen des so genannten metabolischen Syndroms (siehe Seite 34).

Eine langfristige Erhöhung des Blutzuckers führt zu Ablagerungen der Gefäßinnenschicht und damit zu einer Verengung der Gefäße.

Maßnahmen bei Diabetes

Diabetikern wird grundsätzlich eine Ernährung mit wenig gesättigten Fettsäuren und vielen komplexen Kohlenhydraten und Ballaststoffen empfohlen.
Außerdem sollten Diabetiker auf eine gleichmäßige Verteilung der Mahlzeiten achten, also z. B. fünf bis sechs kleinere Mahlzeiten über den Tag verteilt. Damit wird der Anfall von großen Blutzuckermengen vermieden und der Glukosestoffwechsel wird geschont.
Darüber hinaus sollten übergewichtige Diabetiker dringend ihr Gewicht reduzieren.

Ungünstige Ernährung

Der Fettstoffwechsel des Körpers wird von der Ernährung in hohem Maße beeinflusst. Vor allem die Menge und Zusammensetzung der Nahrung und die mit ihr aufgenommene Art der Fette spielen eine nicht unerhebliche Rolle.
Nach vermehrter Zufuhr von fettreichen tierischen Lebensmitteln erhöht sich nämlich der LDL-Anteil im Blut, denn die Aufnahmestellen für das LDL-Cholesterin sind überfüllt. Diese Entwicklung lässt sich nur durch eine Reduktion der Fettzufuhr stoppen.
Es geht dabei aber nicht nur um die Menge des verzehrten Fetts, sondern auch um die Qualität der

Diabetes schädigt die Gefäße durch verringerten Sauerstoffaustausch.

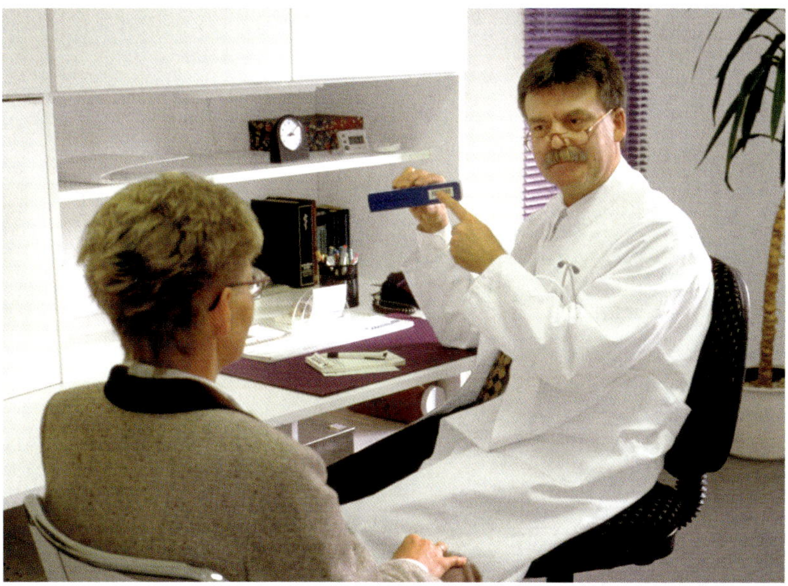

Gesättigte Fettsäuren aus tierischen Produkten machen nicht nur dick, sondern fördern auch die Entstehung von ernährungsbedingten Krankheiten.

Nahrungsfette. Meist werden zu viele „ungesunde" gesättigte Fettsäuren, die vorwiegend in tierischen Produkten vorkommen, aufgenommen (siehe Nährwerttabellen im Anhang dieses Ratgebers). Diese sind aber besonders gesundheitsschädlich, denn sie belasten den Fettstoffwechsel. Somit hat die Zufuhr von ungünstigen Fetten eine negative Auswirkung auf die LDL-Werte im Blut.
Auch das Cholesterin, das mit der Nahrung aufgenommen wird, ist ausschließlich tierischer Herkunft. Werden solche Produkte regelmäßig in großen Mengen verzehrt, hat dies nicht nur direkte Auswirkungen auf die Blutfettwerte und in der Folge auf die Gefäße. Ein hoher Fettverzehr übersteigt schnell den täglichen Energiebedarf und führt zu Übergewicht, das wiederum negative Auswirkungen hat.
Wie stark eine ungünstige Ernährung sich auf die Gesundheit auswirkt, ist jedoch von Mensch zu Mensch verschieden.

Genussgifte: Nikotin und Alkohol

Nikotin
Nikotin unterstützt die Entwicklung arteriosklerotischer Gefäßveränderungen in besonderem Maße und zählt damit zu den größten Risikofaktoren.

Auf die richtigen Fette achten!

Gesättigte Fettsäuren
- Möglichst wenig verzehren; sie erhöhen den Cholesterinspiegel.
- Nur in tierischen Lebensmitteln (Wurst, Fleisch, Milch, Butter, Käse) enthalten.

Einfach ungesättigte Fettsäuren
- Verhalten sich neutral bzw. können den Cholesterinspiegel senken.
- Ist sowohl in tierischen als auch in pflanzlichen Lebensmitteln enthalten.

Mehrfach ungesättigte Fettsäuren
- Bevorzugt verzehren; sie senken den Cholesterinspiegel.
- Müssen mit der Nahrung zugeführt werden, da der Körper sie nicht selbst bilden kann.
- Zweifach ungesättigte Linolsäure ist in Pflanzenölen (Distel-, Raps- und Sojaöl) und Pflanzenfetten enthalten.
- Mehrfach ungesättigte Linolensäure („Omega-3-Fettsäure") kommt in erster Linie in Fischen vor, in geringen Mengen auch in Blattgemüse, Hülsenfrüchten und Walnüssen.

Langfristiger Effekt!

Das erhöhte Herzinfarktrisiko wird durch den Verzicht auf das Rauchen bis ins hohe Alter wirksam reduziert. Das Infarktrisiko sinkt bei Ex-Rauchern mit dem Abstand der Jahre deutlich ab. Das heißt, Ex-Raucher, die jahrzehntelang nicht mehr geraucht haben, weisen kein höheres Risiko mehr auf als Personen, die nie geraucht haben.

Rauchen bewirkt eine kurzzeitige Verengung der Gefäße bis hin zu Schädigungen an der Gefäßwand (siehe auch Seite 122 f.). Während leichte Schäden ausheilen, führen tiefere Schäden durch starken Nikotinmissbrauch zu erheblichen Verdickungen der Innenwand. Außerdem bewirkt Nikotin eine Verklumpung der Blutplättchen, die sich an den Innenwänden der Gefäße ablagern. Auf Dauer bilden sich so bleibende Verdickungen, die schließlich zum vollständigen Verschluss des Gefäßes führen und einen Herzinfarkt oder Schlaganfall auslösen können.

Alkohol

Auch übermäßiger Alkoholgenuss ist ein Risikofaktor für Erkrankungen von Gefäßen, Herz, Leber und Bauchspeicheldrüse. Er führt nicht nur zu hohem Blutdruck mit seinen Folgeerkrankungen sondern auch zu Übergewicht.

Alkohol bedingt eine Erhöhung des Triglyzeridspiegels, weil er die Verbrennung der Fettsäuren im Organismus hemmt und die Bildung der Fettsäuren in der Leber fördert. Der Überschuss an Fettsäuren wird wiederum zu Triglyzeriden verarbeitet, die sich in der Leber anhäufen. Dies führt auf Dauer zur charakteristischen „Fettleber" der Alkoholiker.

Das Ausmaß der erhöhten Triglyzeridwerte steht häufig nicht in Zusammenhang mit der Menge des

Rauchen ist eine der Hauptursachen bei etwa 30 Prozent aller durch Herz-Kreislauf-Erkrankungen bedingten Todesfälle. Entscheidend ist dabei die Anzahl der konsumierten Zigaretten.

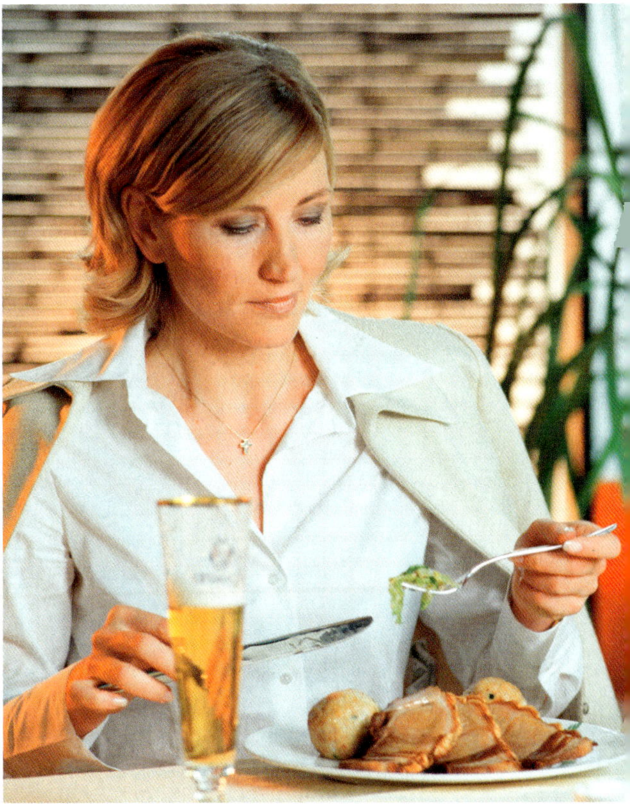

Lieber Rotwein als Weißwein!

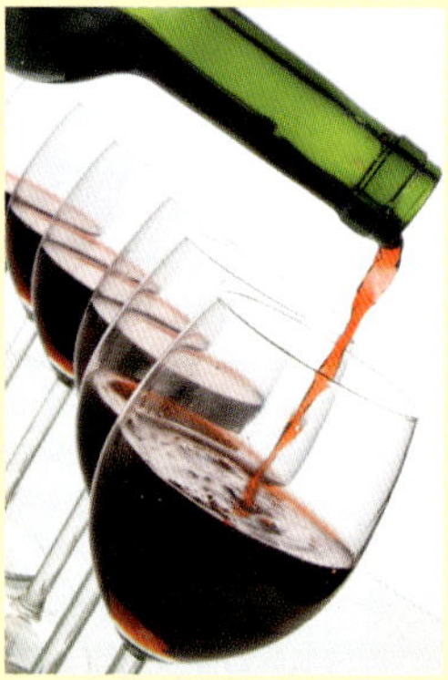

In jüngster Zeit ist immer wieder von der herzschützenden Wirkung des Rotweins die Rede. Ursache sollen die in Rotwein enthaltenen Flavonoide (= sekundäre Pflanzenstoffe) sein, die als wirksame Antioxidantien vor einer LDL-Oxidation schützen sollen.
Da sich Flavonoide hauptsächlich in der Schale der Trauben finden, wurde der Schutz vor LDL-Oxidation aber eben nur beim Rotwein festgestellt, denn für seine Herstellung werden die eingemaischten Trauben (d. h. die Trauben mit der Schale) vergoren. Anders beim Weißwein, bei dessen Herstellung nur der Traubensaft vergoren wird und der deshalb auch keine Flavonoide enthält.

Nach Alkoholgenuss ist ein Anstieg des HDL zu beobachten, während das LDL gewöhnlich kaum beeinflusst wird. Alkohol bewirkt jedoch einen Anstieg der Triglyzeride.

konsumierten Alkohols. Auch ein gemäßigter, aber täglicher Alkoholkonsum kann bereits eine ausgeprägte Erhöhung der Triglyzeride bewirken. In anderen Fällen können die Werte bei demselben Alkoholkonsum völlig normal sein. Hier dürfte eine gewisse erbliche Komponente eine Rolle spielen.
Durch völligen Verzicht auf Alkohol für einige Wochen kommt es meist ziemlich rasch zu einer deutlichen Senkung der erhöhten Werte, die jedoch bei erneutem Alkoholkonsum wieder ansteigen.

Übergewicht

Übergewicht beeinflusst den Fettstoffwechsel auf negative Weise und fördert außerdem die Entwicklung von weiteren Risikofaktoren wie Bluthochdruck oder Diabetes. Übergewicht belastet den Kreislauf und ist meist mit einem hohen Blutdruck verbunden. Dies stellt eine Belastung für die Gefäße dar, die an den Innenwänden geschädigt werden. Blutklumpen und Verdickungen können in der Folge die Gefäße verschließen und einen Herzinfarkt oder Schlaganfall auslösen.

Je stärker das Übergewicht ausgeprägt ist, desto höhere LDL-Werte, desto niedrigere HDL-Werte und desto höhere Triglyzeridkonzentrationen werden im Blut gemessen. Durch eine Reduktion des Körpergewichts steigt der HDL-Spiegel im Blut wieder an und damit auch der Schutz vor Cholesterinablagerungen im Körper.

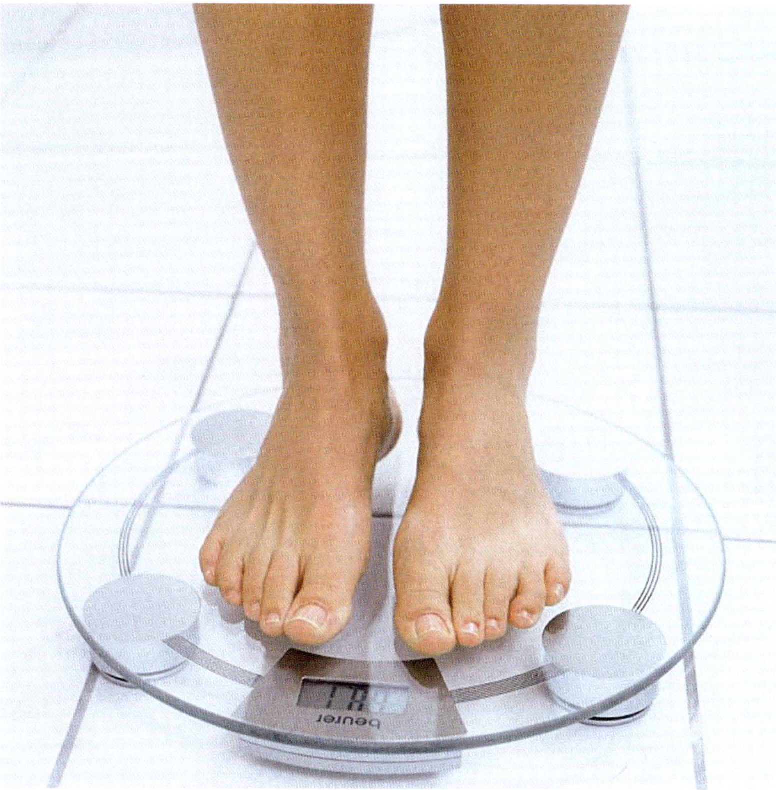

Zu wenig körperliche Bewegung begünstigt Erkrankungen wie Kreislauf- und Fettstoffwechselstörungen oder das metabolische Syndrom.

Bewegungsmangel

„Wer rastet, der rostet" lautet ein altes Sprichwort. Und dass Sport gut für die Gesundheit ist, während zu wenig Bewegung sich negativ auf die körperliche Verfassung auswirkt, ist mittlerweile allgemein bekannt. Körperlich aktive Menschen leiden weitaus seltener unter Herz-Kreislauf-Erkrankungen als solche, die keinen Sport treiben und sich auch im Alltag wenig bewegen.
Sport stärkt nicht nur das Immunsystem, sondern verbessert die

Die Energiezufuhr einschränken!

Ist die tägliche Energiezufuhr langfristig höher als der Energieverbrauch des Körpers, so wird Übergewicht aufgebaut. Ziel bei der Reduzierung des Übergewichts ist, mehr Energie zu verbrauchen, als dem Körper zugeführt wird. Um 1 kg Körperfett abzubauen, müssen etwa 7000 kcal eingespart werden.

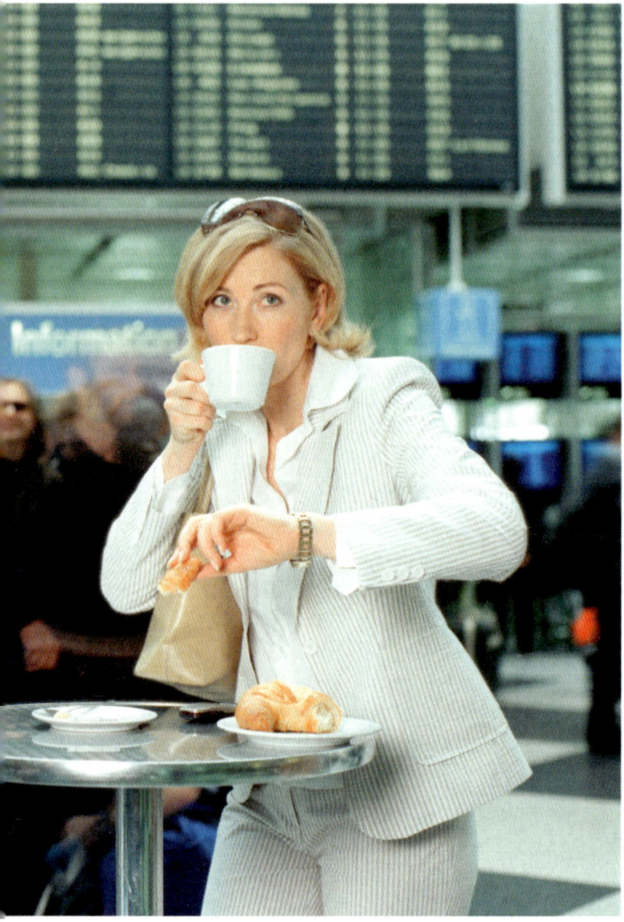

Stress trägt dazu bei, den Cholesterinspiegel zu erhöhen.

Herz-Kreislauf-Funktionen, unterstützt den Stressabbau und beugt Übergewicht vor. Vor allem aber hat mäßige, aber regelmäßige Bewegung eine äußerst positive Wirkung auf die Senkung des Arterioskleroserisikos.

Körperliche Aktivität reguliert und normalisiert viele Stoffwechselprozesse, darunter auch den Fettstoffwechsel und den Blutdruck. Durch Bewegung wird der Verbrauch des „schlechten" LDL-Cholesterins gefördert und die HDL-Werte im Blut werden erhöht.

Dafür genügen bereits mäßige Belastungen wie regelmäßige Spaziergänge oder Fahrten mit dem Fahrrad. Gut geeignet, um den negativen Folgen mangelnder Bewegung entgegenzuwirken, sind vor allem auch alle Ausdauersportarten wie Jogging, Nordic Walking, Schwimmen oder Radfahren. Zwei- bis dreimal wöchentlich etwa 30 bis 60 Minuten sind empfehlenswert.

Stress

Stress gehört für viele Menschen zum Alltag und lässt sich oft nicht vermeiden. Stress muss dabei gar nicht immer unbedingt etwas Negatives sein. Man unterscheidet zwischen positivem Eustress und negativem Disstress.

Eustress ist eine positive Anspannung, er hebt die Stimmung, sorgt für gute Laune und ein gutes Lebensgefühl und steigert die Leistungsfähigkeit. Disstress hingegen ist schädlich und entsteht besonders in Situationen mit großem Druck, psychischer Anspannung und Überforderung.

Körper und Psyche können durchaus ein gewisses Maß an Stress, auch an negativem Stress, verkraften. Ausreichende Ruhe- und Entspannungsphasen, in denen sich der Körper und die Psyche re-

generieren, sorgen für das richtige Gleichgewicht.
Nimmt der negative Stress jedoch überhand, ohne dass es Zeiten der Entspannung und des Abschaltens gibt, dann reagiert der Organismus mit Störungen. So sind gestresste Menschen infektanfälliger und leiden öfter unter Schlafstörungen, erhöhtem Blutdruck und Magenbeschwerden.
Die in belastenden Situationen ausgeschütteten Stresshormone haben aber nicht nur eine negative Wirkung auf den Blutdruck und die körpereigene Abwehr. Stress kann auch psychosomatische Erkrankungen auslösen, d. h., es werden Symptome wahrgenommen, auch wenn keine erkennbare Erkrankung vorliegt.
Darüber hinaus kann Stress Angstzustände auslösen, die Auswirkungen auf das vegetative Nervensystem haben: Der Blutdruck steigt, das Herz rast, Adrenalin wird ausgeschüttet und Muskeln werden angespannt. Und nicht zuletzt: Wer unter starker Anspannung steht, neigt nicht selten zu unkontrolliertem, ungesundem Essen. Dies führt auf Dauer zu Übergewicht mit den bereits genannten negativen Folgen für das Herz-Kreislauf-System.

Erhöhte Homozysteinwerte

Homozystein ist eine Aminosäure und entsteht bei der Umwandlung von Eiweißsubstanzen aus tierischen Nahrungsmitteln. Es ist eigentlich ein unerwünschtes, ja giftiges Zwischenprodukt im Stoffwechsel.
Untersuchungen haben gezeigt, dass erhöhte Homozysteinwerte einen eigenständigen Risikofaktor für die Entstehung von Gefäßerkrankungen darstellen. Es kann nämlich die Gefäßinnenwände schädigen und die Verklebung von Blutplättchen fördern, was die Thromboseneigung erhöht. Damit begünstigt Homozystein die Entstehung von Arteriosklerose.

Da der Cholesterinspiegel durch Unruhezustände etwas erhöht sein kann, sollte man bei der Blutabnahme zur Cholesterinkontrolle daran denken sich zu entspannen und nicht gehetzt zum Arzt zu kommen.

Ausdauer statt Kraft trainieren

Dynamische Muskelarbeit beim Ausdauersport (d. h. wenn sich die Länge der beanspruchten Muskulatur ändert, der Spannungszustand der Muskeln dabei aber gleich bleibt) kräftigt den Herzmuskel. Die Blutmenge, die pro Herzschlag durch den Körper gepumpt wird, wird größer und damit verbessert sich der Sauerstoffaustausch. Im Gegensatz dazu gibt es die so genannte statische Muskeltätigkeit (z. B. Krafttraining). Dabei ändert sich der Spannungszustand des Muskels, nicht aber seine Länge. Statische Muskeltätigkeit ist weniger für das Herz-Kreislauf-Training geeignet.

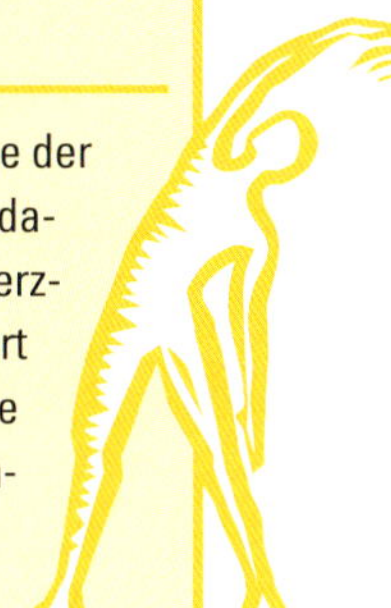

Als Grund für die Anreicherung des Homozysteins wird eine Unterversorgung mit den Vitaminen B6, B12 und Folsäure, besonders im fortgeschrittenen Lebensalter, vermutet. Diese Stoffe sind im Körper am Abbau des schädlichen Homozysteins in ungefährliche Substanzen beteiligt.
Eine ausreichende Zufuhr dieser Vitamine mit der Nahrung ist deshalb im Rahmen einer Vorbeugung von Herz-Kreislauf-Erkrankungen unbedingt zu beachten.

Metabolisches Syndrom

Bewegungsmangel und Übergewicht begünstigen Erkrankungen, die die Lebenserwartung drastisch verkürzen können.

Das metabolische Syndrom ist eine Kombination von Erkrankungen, bestehend aus

- erhöhten Blutfettwerten (Cholesterin, Triglyzeride),
- Übergewicht,
- Bluthochdruck
- und gestörtem Zuckerstoffwechsel (eine mögliche Vorstufe zu Diabetes).

Man spricht in diesem Zusammenhang auch vom „tödlichen Quartett" oder von „Wohlstandssyndrom". Der Stoffwechsel ist gleich an mehreren Stellen entgleist. Diese Kombination ist in Westeuropa die häufigste Todesursache. Jede einzelne dieser Störungen hat Veränderungen der Gefäßinnenwände zur Folge, die dann wiederum eine Angriffsfläche für die Entstehung von Arteriosklerose bieten.

Alle einzelnen Komponenten und Symptome des metabolischen Syndroms werden sowohl durch fettreiche Nahrung als auch durch Übergewicht ausgelöst bzw. verschlimmert. Eine der möglichen Folgen des Übergewichts ist eine Form des Diabetes, die sich durch eine so genannte Insulinresistenz entwickelt.
Das Hormon Insulin wird vom Körper benötigt, um den Zucker in die Zellen zu transportieren und den gesamten Energiehaushalt des Organismus in Gang zu halten. Wenn dieser Vorgang gestört ist, kann der Zucker nicht mehr in die Zellen eintreten und bleibt weiterhin im Blut. Medizinisch nennt man diesen Zustand Insulinresistenz, d. h., der Körper leistet Widerstand gegen sein eigenes lebensnotwendiges Insulin. In der Folge steigt der Insulinspiegel. Dies ist der Beginn einer Diabeteserkrankung. Häufig damit verbunden ist ein vermehrter Fettabbau aus dem Gewebe, wodurch Triglyzeride freigesetzt werden. Die Leber produziert wegen des hohen Fettabbaus vermehrt LDL-Cholesterin, was zu einem Anstieg der Blutfette führt.

Der Bluthochdruck ist eine wichtige Komponente des metabolischen Syndroms. Häufig ist er auch die Folge von Übergewicht. Sind die Blutwerte dauerhaft erhöht, wird das Herz geschwächt und die Blutgefäße werden überbeansprucht. Diese verlieren dadurch auf Dauer ihre Elastizität und werden anfällig für Verletzungen an der Gefäßinnenwand. Der Weg für die Arteriosklerose ist gebahnt.

Der Stellenwert des Übergewichts beim metabolischen Syndrom zeigt bereits den Weg und das Ziel einer Behandlung auf. Im Vordergrund der therapeutischen Bemühungen müssen die Gewichtsreduktion und die Steigerung der körperlichen Aktivitäten stehen. Damit werden alle Komponenten des metabolischen Syndroms positiv beeinflusst. Und wenn Blutfettwerte und Blutdruck sinken, reduziert sich auch das Arterioskleroserisiko.

Die Entstehung des metabolischen Syndroms

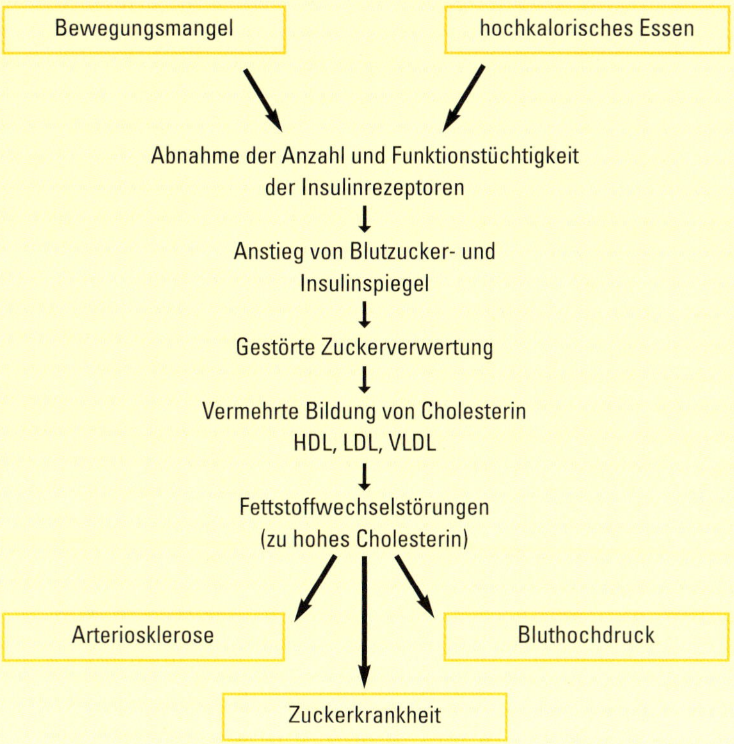

Das metabolische Syndrom ist die häufigste Todesursache in den westlichen Industrienationen.

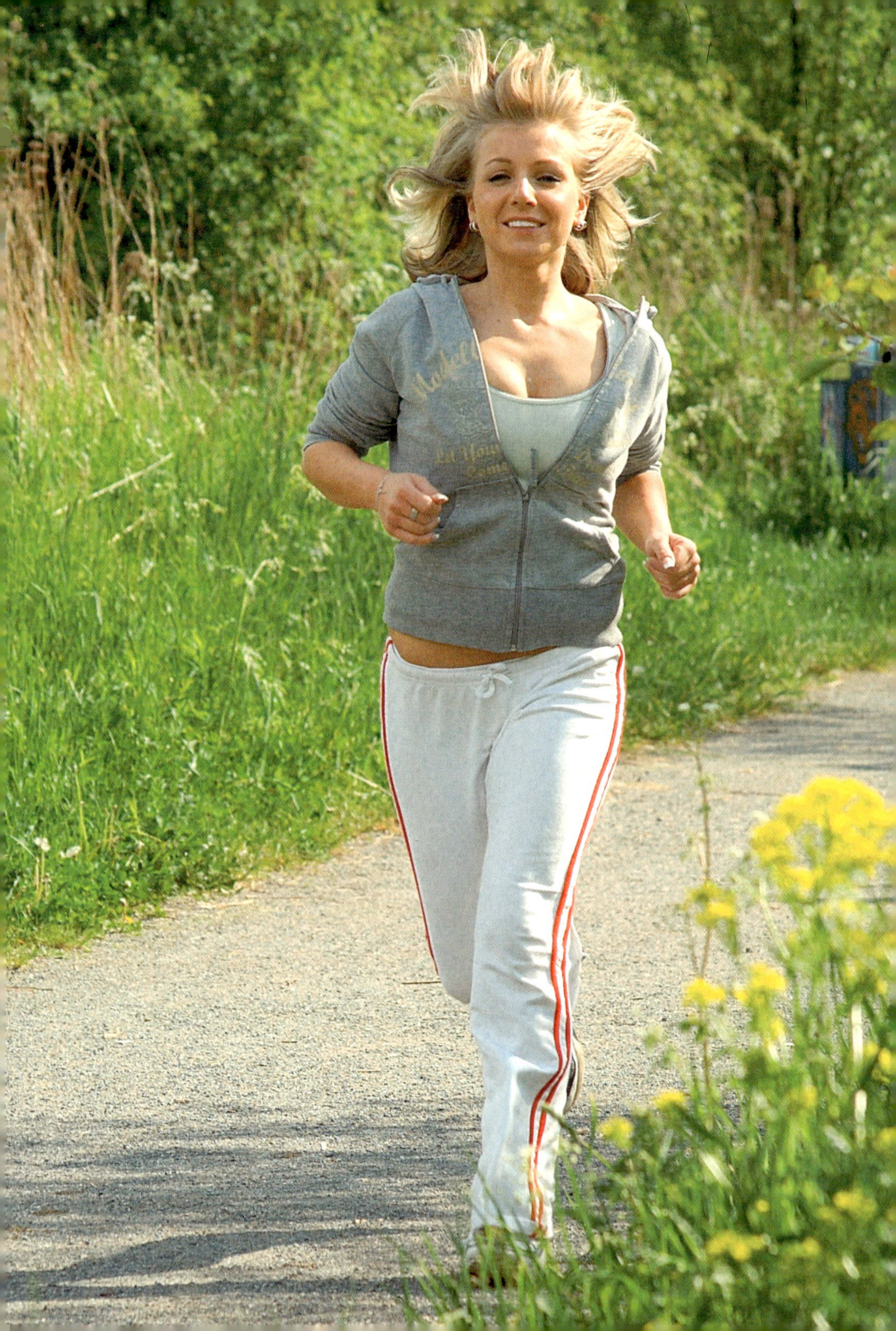

Was kann ich vorbeugend tun?

Damit ein erhöhter Cholesterinspiegel mit all seinen negativen Auswirkungen sich gar nicht erst entwickeln kann, sind gezielte Vorbeugungsmaßnahmen nötig, die nur ein klein wenig Disziplin erfordern und problemlos in den Alltag integriert werden können. Im Mittelpunkt der Vorbeugung stehen eine gesunde Ernährung, eine Steigerung der körperlichen Aktivität und – wenn nötig – eine Reduzierung des Übergewichts. Damit werden nicht nur die Cholesterinwerte im Rahmen gehalten, auch damit verbundene Herz-Kreislauf-Störungen wie beispielsweise Bluthochdruck werden verhindert.

Vorbeugen ist besser als heilen

Für seine Gesundheit etwas zu tun sollte eigentlich selbstverständlich sein. Leider verbinden viele Menschen damit Einschränkungen oder gar Verzicht. Durch eine vernünftige Lebensweise möglichen Erkrankungen vorzubeugen muss aber keineswegs eine Einschränkung der Lebensfreude oder Lebensqualität bedeuten, sondern kann das Leben auch bereichern. Dazu gehören alle vorbeugenden Maßnahmen und Aktivitäten, die helfen, Krankheiten zu verhindern.

Je früher, desto besser

Herz-Kreislauf-Erkrankungen treten meistens ab dem mittleren Alter auf. In der Kindheit wird jedoch häufig bereits der Grundstein für spätere Erkrankungen gelegt. Kommen zu einer erblichen Komponente noch ungesunde Ernährungsgewohnheiten mit zu vielen Süßigkeiten, Fast Food und wenig Obst und Gemüse hinzu, tritt die Erkrankung oft schon in jungen Jahren zu Tage.

„Gesundheit ist nicht alles, aber ohne Gesundheit ist alles nichts."
(A. Schopenhauer)

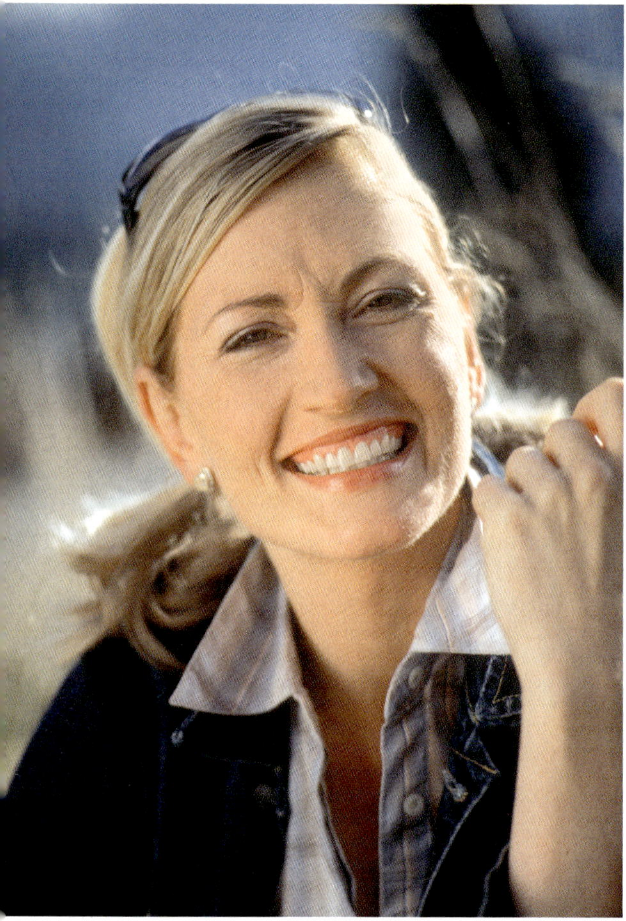

Wird im Kindesalter bereits ein erhöhter Gesamtcholesterinspiegel festgestellt, dann bedeutet dies nicht unbedingt, dass das Kind krank ist. Sein Fettstoffwechsel ist lediglich gestört und es besteht die Gefahr, dass es in späteren Lebensjahren eine Herz-Kreislauf-Erkrankung ausbildet.
Es besteht nun die Möglichkeit, die Ernährung rechtzeitig zu Gunsten einer gesunden, vollwertigen Kost umzustellen, und zwar am besten für die ganze Familie. Da Sport und Bewegung das Basisprogramm für ein langes und gesundes Leben sind, sollten Kinder so früh wie möglich dazu motiviert werden. Eltern sollten ihren Kinder mit gutem Beispiel vorangehen, sich selbst gesund ernähren, nicht rauchen oder das Rauchen aufgeben sowie vermehrt Sport treiben.

Erwachsene sollten ihren Cholesterinwert kennen, um Herz-Kreislauf-Erkrankungen gegebenenfalls rechtzeitig vorbeugen zu können. Ab dem 35. Lebensjahr ist die Cholesterinbestimmung Bestandteil der Gesundheitsvorsorgeuntersuchung und die Kosten werden von den Krankenkassen übernommen. Aber auch wenn dann ein erhöhter Cholesterinspiegel festgestellt wird, ist es nicht zu spät.

In den meisten Fällen spielen bei Fettstoffwechselstörungen Ernährungseinflüsse eine wichtige Rolle. Dabei reagieren die Triglyzeridwerte meist schneller auf Veränderungen in den Ernährungsgewohnheiten als der Cholesterinspiegel. Erstes Ziel ist es also spätestens dann, alle beeinflussbaren Risikofaktoren zu überdenken und so weit wie möglich zu mindern oder gänzlich zu beseitigen. Bewusster leben hilft

Grenzwerte für den Cholesterinspiegel

Für Kinder gilt: Liegt der Wert für den Gesamtcholesterinspiegel im Alter von 3 bis 20 Jahren unter 170 mg/dl, gilt das als normal. Liegt der Wert zwischen 170 mg/dl und 200 mg/dl, sollte der Cholesterinspiegel weiter beobachtet und gegebenenfalls müssen Maßnahmen ergriffen werden.

Für Erwachsene wurden laut der Deutschen Gesellschaft für Fettstoffwechselstörungen und ihre Folgeerkrankungen DGFF e. V. (Lipid-Liga) folgende Werte festgelegt, bis zu denen das Herz-Kreislauf-Risiko als gering eingestuft wird:

Kein oder ein zusätzlicher Risikofaktor	LDL unter 160 mg/dl
Zwei oder mehr zusätzliche Risikofaktoren	LDL unter 130 mg/dl
Bereits bestehende Durchblutungsstörungen am Herz	LDL unter 100 mg/dl

Herz-Kreislauf-Erkrankungen vorzubeugen. Dazu gehört neben der richtigen Ernährung auch mehr Bewegung.

Die drei Säulen der Vorbeugung

Erhöhte Blutfettwerte an sich sind noch keine Krankheit, sondern ein Risikofaktor, der ernste Folgen haben kann. Jetzt heißt es schnell handeln, um dem Risiko der Erkrankung an Arteriosklerose entgegenzuwirken. Damit das „tödliche Quartett" aus Übergewicht, Bluthochdruck, erhöhten Blutfettwerten und gestörtem Zuckerstoffwechsel keine Chance hat, ist es ratsam, die drei Säulen der Vorbeugung näher zu betrachten.

Maßnahmen der Vorbeugung

- Reduktion von Übergewicht
- Ernährungsumstellung
- Sport treiben

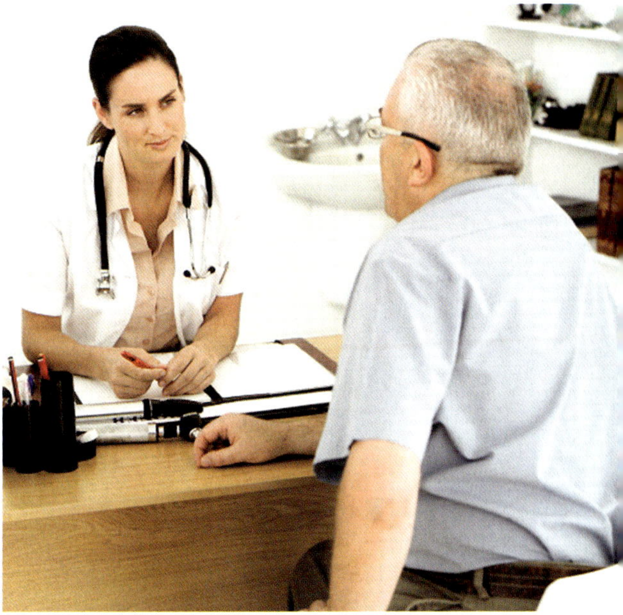

Reduktion von Übergewicht

Was ist eigentlich Übergewicht?

Man versteht unter Übergewicht jene Körpermasse, die nach Beendigung des Längen- und Muskelwachstums zusätzlich zum Normalgewicht angesetzt wird.
Aber wie hoch ist das individuelle Normalgewicht? Wo fängt Übergewicht eigentlich an? Und wo beginnt Adipositas, also extremes Übergewicht?

Wie wird Übergewicht ermittelt?

Body-Mass-Index (BMI)
Ob der Körper noch normalgewichtig ist oder schon Übergewicht besteht, lässt sich heute nach dem so genannten Body-Mass-Index (BMI) oder Körpermaßindex ziemlich präzise feststellen. Dazu wird das jeweilige Gewicht zur Körpergröße ins Verhältnis gesetzt.
Der BMI ist der Quotient aus dem Körpergewicht in Kilogramm und der Körpergröße in Metern im Quadrat.
Am Ergebnis lässt sich nun das Körpergewicht zwischen Untergewicht und behandlungsbedürftigem Übergewicht anhand einer Klassifikation der WHO leicht einordnen.

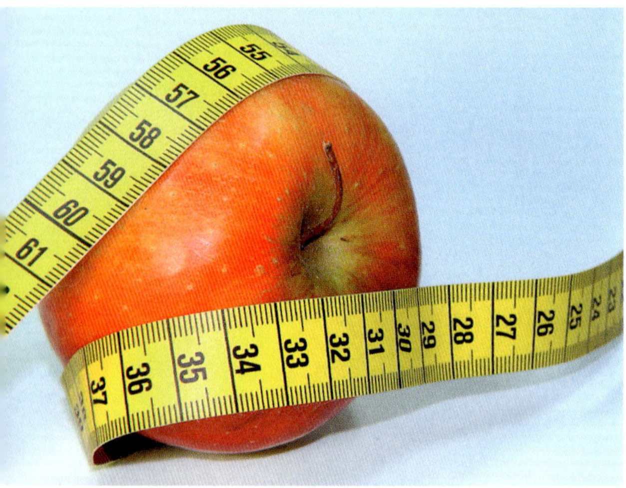

Bei der Einschätzung des BMI muss in einem gewissen Maß auch das Alter mit berücksichtigt werden. Erwachsene Männer unter 35 Jahren haben beispielsweise bis zu einem BMI von 25 Normalgewicht. Je älter ein Mann wird, desto eher darf sein BMI aber gegen 28 gehen, um trotzdem noch im Bereich des Normalgewichts zu bleiben.

Waist-to-Hip-Ratio
Bei der medizinischen Beurteilung, ob die Gesundheit durch Übergewicht gefährdet ist, spielt nicht nur das Körpergewicht, sondern auch die Fettverteilung im Körper eine Rolle. Männer neigen z. B. eher zu einem „stattlichen" Bauch, während Frauen ein Zuviel

Was verrät der Body-Mass-Index?

Berechnung des Body-Mass-Index:

$$\frac{\text{Körpergewicht in Kilogramm}}{(\text{Körpergröße in Metern})^2}$$

Einordnung des Körpergewichts	BMI	
	Frauen	Männer
Untergewicht	unter 19	unter 20
Normalgewicht	19 bis 24	20 bis 25
Übergewicht	24 bis 30	25 bis 30
Behandlungsbedürftiges Übergewicht	über 30	über 30

(Die angegebenen Werte gelten nur für Erwachsene, nicht für Kinder und Jugendliche.)

an Körperfett eher in Polstern an Po, Schenkeln und Hüften einlagern. Wegen dieser charakteristischen Form wird die für Männer typische Fettverteilung als „Apfelform" bezeichnet, die bei Frauen typische als „Birnenform".
Zur Bestimmung der Verteilung des Körperfettes kann man die „Waist-to-Hip-Ratio" messen, also das Verhältnis von Taillenumfang zu Hüftumfang. Dazu nimmt man mit einem Maßband die beiden Maße und bildet daraus den Quotienten.

Man unterscheidet zwei Typen von Adipositas (starkes Übergewicht): Beim so genannten „Apfeltyp" befindet sich das eingelagerte Fett überwiegend in der Bauchregion, beim „Birnentyp" setzt sich das Fett bei vergleichsweise schlankem Oberkörper hauptsächlich an den Hüften und Oberschenkeln an.

Waist-to-Hip-Ratio

Berechnung der Waist-to-Hip-Ratio:

$$\frac{\text{Taillenumfang in Zentimetern}}{\text{Hüftumfang in Zentimetern}}$$

Bewertung des Ergebnisses:
Bei Frauen sollte der errechnete Wert unter 0,85 liegen, bei Männern unter 0,95.
Liegt der Wert darüber, sollte mithilfe einer Ernährungsumstellung und mehr Sport eine Reduzierung des Körperfettanteils angestrebt werden.

Die einfachste Möglichkeit, sein ideales Körpergewicht zu errechnen, ist der BMI.

Die Fettverteilung bestimmt das Gesundheitsrisiko

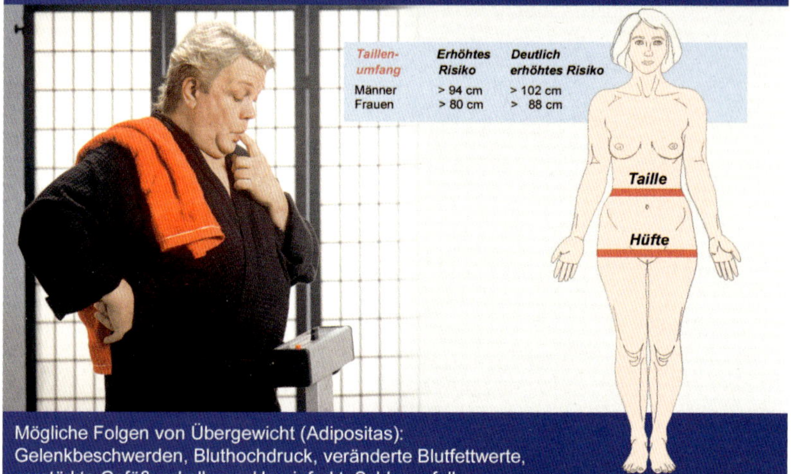

Mögliche Folgen von Übergewicht (Adipositas): Gelenkbeschwerden, Bluthochdruck, veränderte Blutfettwerte, verstärkte Gefäßverkalkung, Herzinfarkt, Schlaganfall.

Aus gesundheitlichen Aspekten ist am Bauch angelagertes Fett ungünstiger als die typisch weibliche Fettanlagerung an den Hüften.

Wie bereits erwähnt, erhöht Übergewicht das Risiko für Herz-Kreislauf-Erkrankungen. Die Ursachen für die gewichtsabhängige Risikoerhöhung sind bislang noch nicht völlig geklärt. In vielen Fällen treten Risikofaktoren kombiniert und in schwerer Form auf. Bei „Apfeltypen" ist der Fettstoffwechsel stärker gestört als bei „Birnentypen", denn besonders diese Form wirkt sich negativ auf Blutfette, Blutdruck und Blutzucker aus. Sie haben daher ein höheres Risiko für das metabolische Syndrom und die damit verbundenen Gefäßschäden.

Erst bei einem extremen Übergewicht (BMI über 40) sind die gesundheitlichen Risiken unabhängig vom Adipositas-Typ massiv erhöht.

Wie entsteht Übergewicht?

Energiezufuhr überwiegt Energieverbrauch

Wie Untersuchungen ergeben haben, essen übergewichtige Menschen regelmäßig mehr, als sie verbrauchen. Außerdem bewegen sie sich weniger als Normalgewichtige und verbrauchen durch die isolierende Fettschicht zudem weniger Energie zur Erhaltung der Körpertemperatur. Der Grundumsatz (also der Energiebedarf, der im Ruhezustand allein zum Erhalt aller Körperfunktionen und zur Aufrechterhaltung der Körpertemperatur nötig ist) ist bei übergewichtigen Menschen meist geringer als bei schlanken Menschen.

Wenn die tägliche Energieaufnahme den Bedarf des Körpers nur um 30 Kilokalorien überschreitet, summiert sich dies so, dass daraus pro Jahr 1 Kilogramm neues Fettgewebe gebildet wird. Sind es täglich nur 100 Kilokalorien mehr, führen diese zu 3,5 Kilogramm zusätzlichem Fettgewebe. Anders ausgedrückt: Übergewicht ist in Fettpolstern gespeicherte Energie. Die Fettzellen im Unterhautgewebe sind vergrößert. Ab einem Übergewicht von 60 Prozent des Körpergewichts vermehren sich diese Fettzellen.

Falsches Essverhalten

Wie bereits erwähnt, wird der Grundstein für Übergewicht beim Erwachsenen häufig schon im Kindesalter gelegt. Häufiges Trösten oder Belohnen des Kindes mit Süßigkeiten oder das Nötigen, den Teller leer zu essen, werden schließlich zur Gewohnheit.

Der Erwachsene hat diese Verhaltensweisen dann bereits über Jahre hinweg gelernt und passt sie der jeweiligen Situation an. Viele Übergewichtige haben emotionalen Stressfaktoren gegenüber eine niedrige Toleranzschwelle. Durch Essen werden Frustrationen abgebaut, alles wird buchstäblich „hineingefressen". Diese orale Form der Stressverarbeitung ist äußerst schädlich, denn sie führt geradewegs in die Sackgasse der Fettsucht. Ohne die Berücksichtigung dieser psychischen Aspekte ist auf Dauer in vielen Fällen kein Therapieerfolg möglich.

Wie viel darf man eigentlich essen? Die Antwort muss lauten: Es sollte nur so viel gegessen werden, wie durch den eigenen individuellen Energieverbrauch wieder abgebaut wird. Dieser persönliche Kalorienbedarf kann wie auf Seite 44 beschrieben ermittelt werden.

Gründe, warum man zu viel isst:

- Weil man traurig oder gefrustet ist.
- Weil man sich in einer Stresssituation befindet.
- Weil man nichts auf dem Teller lassen bzw. wegwerfen möchte.
- Weil man aus Heißhunger zu schnell isst, und seinen Sättigungspunkt nicht wahrnimmt.
- Weil man ständig von Essbarem umgeben ist (z. B. Köche, Lebensmittelverkäuferinnen).
- Weil es einen gerade anspricht, verführerisch aussieht und so gut riecht.

Im Kindesalter erlernte Ernährungsgewohnheiten sind mit entscheidend für das Körpergewicht im Erwachsenenalter.

Der individuelle Energiebedarf

Um ein Zuviel an Energiezufuhr zu vermeiden, ist es unerlässlich, einen Anhaltspunkt zu haben, wie viel Energie der Körper überhaupt

Der persönliche Kalorienbedarf hängt vom ausgeübten Beruf ebenso ab wie von sportlicher Betätigung.

Ermittlung des persönlichen Kalorienbedarfs

Energieverbrauch pro Kilogramm Körpergewicht:

- circa 30 kcal bei leichter Belastung/Tätigkeit
- circa 35 kcal bei mittlerer Belastung/Tätigkeit
- circa 40 kcal bei schwerer Belastung/Tätigkeit

Energiebedarf pro Tag:
Zielgewicht x Energieverbrauch = Energiebedarf

Beispiel:
Jemand, der 65 kg wiegt bzw. dieses Gewicht erreichen möchte und der eine leichte Tätigkeit ausübt, hat einen täglichen Kalorienbedarf von 1950 kcal (65 kg x 30 kcal = 1950 kcal).

verbraucht. Und das ist individuell sehr unterschiedlich.
Jeder Mensch hat einen anderen täglichen Bedarf an Kalorien. Dieser hängt vom so genannten Grund- und Leistungsumsatz ab. Der Grundumsatz (auch Ruheumsatz genannt) ist die Menge an Energie, die der Körper braucht, um seine Organfunktionen und die Körpertemperatur aufrechtzuerhalten. Für jede körperliche Leistung wird zusätzlich Energie benötigt (Leistungsumsatz). Der Leistungsumsatz des Körpers wiederum ist unter anderem abhängig von körperlicher Belastung im Beruf und in der Freizeit, vom Geschlecht, vom Alter, aber auch vom Klima. Jemand, der beruflich körperlich schwer arbeitet, benötigt also mehr Energie als jemand, der eine sitzende Bürotätigkeit ausübt. Wer Sport treibt, hat ebenfalls einen erhöhten Bedarf. Und ältere Menschen haben einen geringeren Energiebedarf als jüngere.
Die Zufuhr von Kalorien über die Nahrung muss diesem täglichen Bedarf angepasst werden. Jeder Überschuss an zugeführter Energie wird in Körperfett umgewandelt und gespeichert und führt somit zu einer Gewichtszunahme. Eine Reduzierung der Kalorienmenge auf zwei Drittel des individuellen Bedarfs führt in der Regel zu einer Gewichtsabnahme von etwa drei Kilogramm pro Monat.

Übergewicht hat Folgen

Warum ist es wichtig, das Übergewicht zu senken? Übergewicht kann der Auslöser für das metabolische Syndrom (siehe Seite 34) sein. Die Blutfette sind dann erhöht, der Blutdruck steigt und Diabetes kann auftreten. All diese Erkrankungen können als Folge eine Verengung der Gefäße und damit Arteriosklerose nach sich ziehen.

Wird man sich dieser Risiken bewusst, sollte man sich überlegen, welche Risikofaktoren man durch eigene Initiative verringern oder beseitigen könnte. Durch die Reduktion des Übergewichts besteht die Möglichkeit, zugleich andere Faktoren günstig zu beeinflussen, da sie alle eng miteinander verbunden sind.

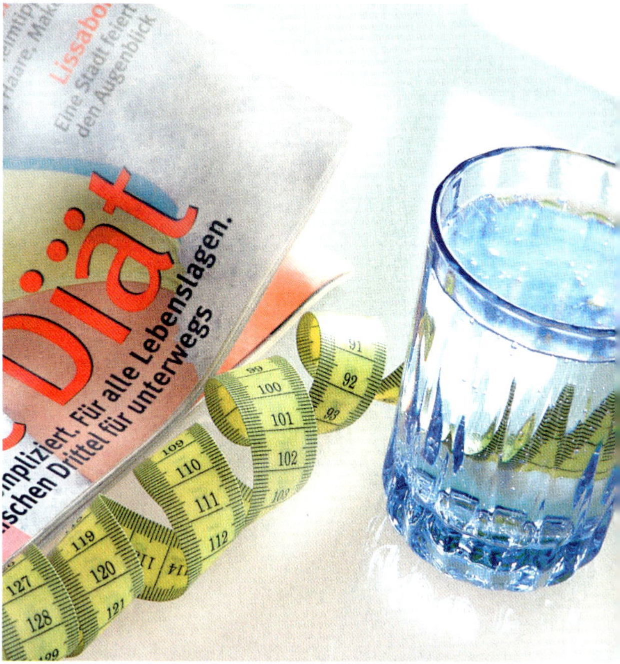

Wie kann man Übergewicht reduzieren?

Abnehmen kann man nur, indem man dem Körper weniger Energie zuführt als er benötigt, sodass er auf in Form von Körperfett gespeicherte Energiereserven zurückgreifen muss. Ein solcher Entzug von Nahrung kann auf unterschiedliche Weise erfolgen. Unvernünftig sind alle Blitz- oder Schnelldiäten, von denen es ein unüberschaubares Angebot gibt und die nicht immer halten, was sie versprechen. Meistens wird man die Pfunde, die auf die Schnelle abgenommen wurden, ziemlich rasch wieder zulegen. Man wiegt dann oft sehr bald noch etwas mehr als vor der Diät. Solche Crash-Diäten belasten das Herz-Kreislauf-System sehr stark und haben keinen Langzeiteffekt. Außerdem bergen sie die Gefahr einer einseitigen Ernährung und sind damit immer dann besonders bedenklich, wenn sie zu lange durchgeführt werden, denn es können Mangelerscheinungen auftreten.

Gesundheitliche Vorteile des Abnehmens

- Verbesserung der Blutfettwerte
- Senkung des Bluthochdrucks
- bessere Stoffwechseleinstellung bei Diabetikern
- Minderung des Arterioskleroserisikos
- Verbesserung von Erkrankungen des Bewegungsapparates
- Besserung des Wohlbefindens

Ärztliche Begleitung

Strenge Abmagerungskuren sollten nicht länger als zwei Wochen auf eigene Verantwortung durchgeführt werden. Länger andauernde Diäten sollten Sie nur in Absprache mit und unter Überwachung durch einen Arzt durchführen, vor allem bei gleichzeitiger Einnahme von Medikamenten.

Wesentlich vernünftiger – nicht nur für Menschen mit erhöhten Blutfettwerten, sondern auch für Gesunde – ist eine langfristige Ernährungsumstellung. Dazu muss weder auf alles verzichtet noch eine eintönige Diät eingehalten werden. Das Motto lautet vielmehr: Abwechslungsreich und fettarm genießen sowie den Energieumsatz durch körperliche Bewegung steigern. Im Grunde ist alles erlaubt, aber die richtige Menge macht's!

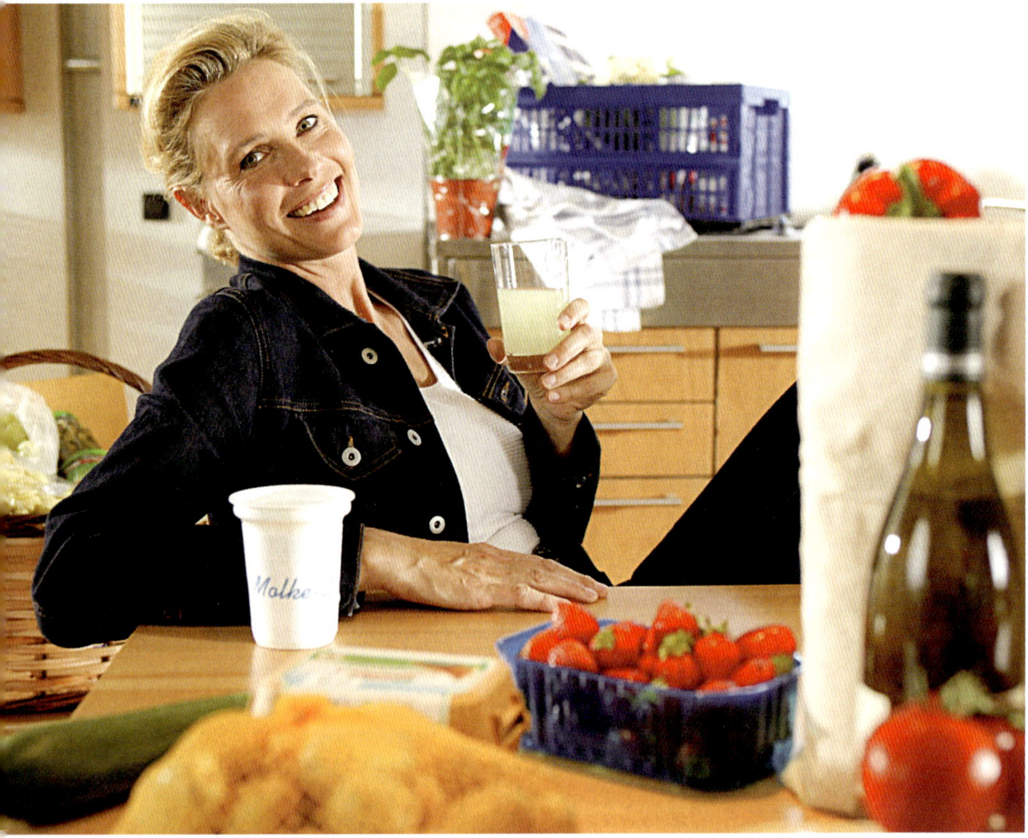

Gesunde Ernährung

Falsche Ernährung ist eine der Hauptursachen eines erhöhten Cholesterinspiegels. Egal, ob es sich um eine primäre oder um eine sekundäre Fettstoffwechselstörung handelt – der erste und wichtigste Schritt ist immer die Änderung der Ernährungsgewohnheiten! Das fällt sicher leichter, wenn man sich bewusst macht, dass man mit einer gesunden Ernährung nicht nur die erhöhten Blutfettwerte senken, sondern auch andere Risikofaktoren, die zu ernsthaften Erkrankungen führen können, minimieren kann. Um seine Ernährungsgewohnheiten gezielt ändern zu können, ist es zunächst einmal unumgänglich, einige grundlegende Dinge über unsere Nahrungsmittel zu wissen.
Eine ganze Reihe von Stoffen wirken sich nämlich senkend auf den erhöhten Cholesterinspiegel aus.

Unsere Nahrung besteht im Wesentlichen aus Kohlenhydraten, Fett und Eiweiß. Zusätzlich müssen die von uns verzehrten Lebensmittel aber auch in ausreichendem Maße lebensnotwendige Vitamine und Mineralstoffe sowie Ballaststoffe enthalten. Letztere kann der Körper zwar nicht verwerten, benötigt sie aber für eine regelmäßige Verdauung.

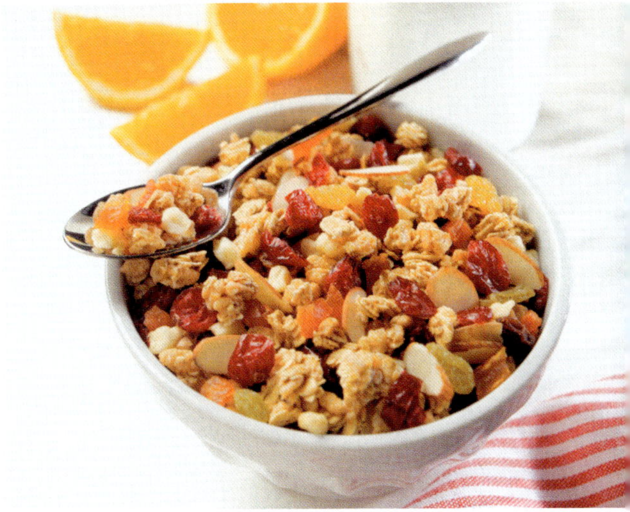

Kohlenhydrate

Kohlenhydrate sind chemisch gesehen eine Verbindung von Kohlenstoff mit Sauerstoff und Wasserstoff, bei der auf ein Sauerstoffatom zwei Wasserstoffatome kommen.
Aus Sicht der Ernährung gehören Kohlenhydrate zu den wichtigsten Grundnahrungsstoffen, sie sind als Energielieferanten für den Körper unentbehrlich. Durch die Verdauungssäfte werden sie in ihre kleinsten chemischen Bausteine zerlegt, die so genannten Zuckerbausteine. Diese liefern schnell verfügbaren Brennstoff für die Zellen. Man unterscheidet so genannte einfache, reine (= leere) und komplexe Kohlenhydrate.

Besser weniger süß!

Das Ausweichen auf Süßstoffe ist nicht unproblematisch. Sie enthalten zwar keine Kalorien, können aber bei übermäßigem Gebrauch Durchfall verursachen, die Leber schädigen und den Appetit auf Süßes noch steigern. Besser ist es, insgesamt weniger süß zu essen, aber wenn es schon mal sein muss, dann lieber mit Süßstoffen als mit Zucker zu süßen.

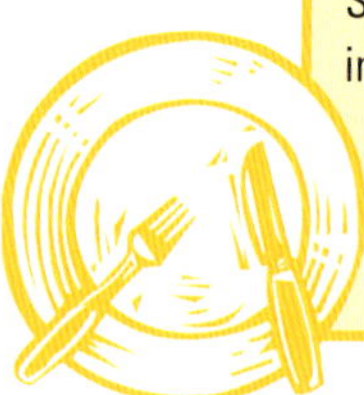

Als „reine" Kohlenhydrate wiederum bezeichnet man die verschiedenen Zuckerarten, die man unterscheidet in

Zu viel Zucker kann zu erheblichem Übergewicht führen, da ein großer Teil davon in Fett umgewandelt wird.

- **Einfachzucker** (Monosaccharide): Diese findet man in Traubenzucker (= Dextrose) und Fruchtzucker.
- **Zweifachzucker** (Disaccharide): Das sind Verbindungen von Traubenzucker und anderen Zuckerarten in Milchzucker (Lactose), Haushaltszucker, Malzzucker (Maltose) und Honig.
- **Vielfachzucker** (Polysaccharide): Sie sind die Verknüpfung einer Vielzahl von Monosacchariden. Man findet sie z. B. in Stärke, in Zellulose in Getreide und Vollkornprodukten, in Kartoffeln und Gemüse. Stärke ist ein hauptsächlicher Zuckerlieferant, denn sie wird im Magen-Darm-Trakt zu Zucker abgebaut, der dann vom Blut aufgenommen wird.

Komplexe Kohlenhydrate können den Cholesterinspiegel senken.

Reine Kohlenhydrate, also die, die im Zucker stecken, liefern dem Körper keine Vitamine oder Mineralstoffe, sondern lediglich „leere" Energie, also nur Kalorien. Es ist deshalb nicht ratsam, rasch resorbierbare Nahrungsmittel (Resorption = Aufnahme von Zucker in die Blutbahn) in größeren Mengen zu sich zu nehmen, denn damit steigen nur die Triglyzeride im Blut an. Dazu zählen unter anderem Süßigkeiten, zuckerhaltige Nahrungsmittel, gesüßte Getränke, Mehlspeisen und Weißmehlprodukte.

Alle Vollwertprodukte, Rohkost und Gemüse hingegen wirken sich senkend auf die Triglyzeridwerte aus. Die darin enthaltenen „komplexen Kohlenhydrate" werden langsam ins Blut aufgenommen und führen daher nur zu einem geringen Anstieg des Blutzuckers.

Was bewirken die „falschen" Kohlenhydrate?

- Erhöhung der Triglyzeridwerte
- Erhöhung des Risikos, an Dickdarmkrebs zu erkranken
- Gefahr der Verstopfung
- vermehrte Produktion von Insulin, Erhöhung des Appetits, Übergewicht, Insulinresistenz, metabolisches Syndrom (siehe Seite 34)

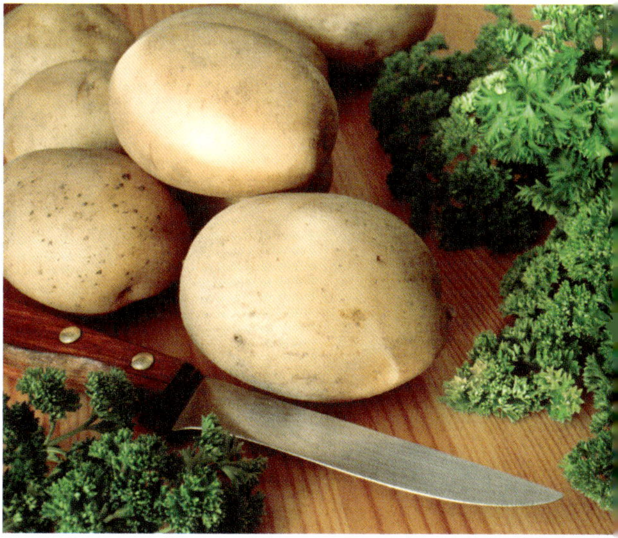

Eine gesunde, d.h. eine langsame Resorption des Zuckers ergibt sich aus pflanzlichen Lebensmitteln mit einem hohen Anteil an Ballaststoffen. Die ideale Ernährung sollte deshalb zu einem großen Teil aus möglichst naturbelassener, pflanzlicher Nahrung bestehen.

Zur besseren Übersicht kann man die Nahrungsmittel je nach der Resorptionsgeschwindigkeit des in ihnen enthaltenen Zuckers in Gruppen einteilen. Man spricht hier auch vom „glykämischen Index", wobei ein hoher glykämischer Index eine schnelle Resorption und damit einen raschen Blutzuckeranstieg ausdrückt und ein niedriger glykämischer Index eine langsame Resorption mit schwachem Blutzuckeranstieg. Im Folgenden einige Beispiele.

Lebensmittel mit hohem glykämischem Index: Traubenzucker, Honig, Malzzucker, Haushaltszucker, Rohrzucker, Cola, unverdünnte Obstsäfte, Marmelade, Süßigkeiten, weiche oder überreife Obstsorten (Pflaumen, Aprikosen, Weintrauben, Kirschen, Birnen, Honigmelonen), Kartoffelpüree, Kartoffelknödel, Pudding, Stärkemehl.

Lebensmittel mit mittlerem glykämischem Index: Weißbrot, Mischbrot, Magermilch, Magerjogurt, Zwieback, Weißgebäck, Teigwaren, Schrotbrot, Vollkornmehl und -produkte aus gemahlenem und geschrotetem Korn, Haferflocken, Reis, Bier, Müsli, Speiseeis, gekochte Kartoffeln, Bananen, Orangen.

Lebensmittel mit niedrigem glykämischem Index: Vollmilch, Rahm, Vollmilchjogurt, Fruktose, Vollkornprodukte mit ganzem Korn, Nüsse, Haferkleie, Hülsenfrüchte (Linsen, Bohnen, Erbsen, Kichererbsen, Sojabohne), Mais, Äpfel.

Eiweiß

Eiweiß ist die Grundsubstanz des menschlichen Organismus. Aus ihm sind unter anderem Skelettsystem, Muskeln, Herz, Gehirn, Enzyme oder Zellen aufgebaut. Sämtliche Aktivitäten und Funktionen der Organe sowie geistige und körperliche Leistungen sind nur durch die Bereitstellung von Glukose aus Eiweiß möglich. Eiweiß liegt in fünf verschiedenen Formen mit unterschiedlich hohem Anteil und unterschiedlicher Bedeutung vor:

- Albumin (55 bis 70 Prozent)
- Alpha-1-Globulin (2 bis 5 Prozent)
- Alpha-2-Globulin (5 bis 10 Prozent)
- Beta-Globulin (10 bis 15 Prozent)
- Gamma-Globulin (12 bis 20 Prozent)

Eiweiß ist für den Körper nicht nur wegen seiner Eigenschaft als Antikörper sehr wichtig, sondern auch wegen seiner Fähigkeit, alle wichtigen Substanzen – ob Vitamine, Elektrolyte oder Medikamente – an den richtigen Ort zu transportieren. Eiweiße halten damit die Immunabwehr, die für die Überwindung von Krankheiten wichtig ist, aufrecht. Albumin ist dabei der wichtigste dieser Eiweißkörper. Sinkt der Albuminspiegel, ist dies für den Arzt ein Hinweis, dass eine Abwehrschwäche und eine Minderung körperlicher Leistungsfähigkeit vorliegt.

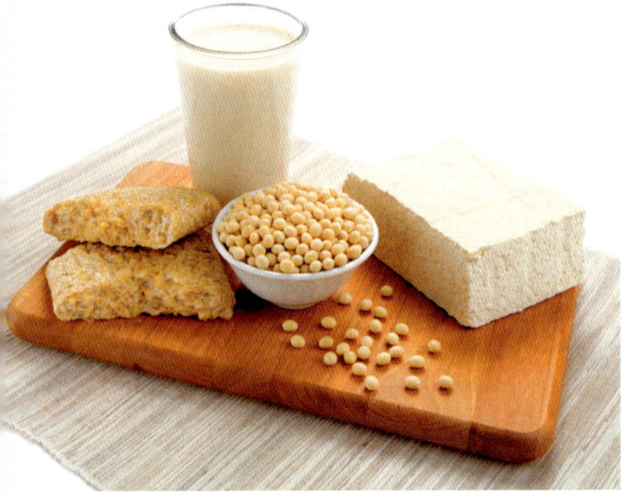

Nicht nur Fleisch, Geflügel oder Fisch sind Eiweißlieferanten. Auch andere, insbesondere einige pflanzliche Nahrungsmittel, liefern hochwertiges Eiweiß. Diese enthalten wenig Fett und kein Cholesterin.
An dieser Stelle ist besonders die Sojabohne zu erwähnen. Sie enthält einfach und mehrfach ungesättigte Fettsäuren. Untersuchungen haben gezeigt, dass eine an Sojaprodukten reiche Ernährung die Cholesterinwerte senken kann. Produkte aus Soja sind sehr vielfältig. Sojabohnen gibt es roh als knackige Keimlinge, erhältlich sind sie aber auch als Sojamilch, Tofu und Sojaöl.

Fette

Das Fett ist in unseren Nahrungsmitteln der Hauptgeschmacksträger. Fettarme Gerichte schmecken einfach nicht so lecker, sondern eher fad und langweilig, weshalb es ja auch so schwer fällt, auf sie zu verzichten.
Viele Menschen denken, dass Fett grundsätzlich dick und krank macht. Das ist nicht ganz richtig, denn Fette sind für unseren Orga-

nismus lebensnotwendig. Sie bilden nicht nur die wichtigsten Energiereserven für den Körper, sondern halten unter anderem auch die Haut geschmeidig und sind Träger der fettlöslichen Vitamine A, D, E und K. Diese Vitamine können vom Körper ohne Fett nicht verstoffwechselt werden.

Richtwerte für die Fettzufuhr

Alter	Fettanteil (in Prozent der Gesamtenergiezufuhr)
Säuglinge	
0 bis unter 4 Monate	45 bis 50 %
4 bis unter 12 Monate	35 bis 45 %
Kinder	
1 bis unter 4 Jahre	30 bis 40 %
4 bis unter 15 Jahre	30 bis 35 %
Jugendliche und Erwachsene	
15 bis unter 19 Jahre	30 %
ab 19 Jahre	30 %
Schwangere	
Ab 4. Monat	30 bis 35 %
Stillende	30 bis 35 %

Die richtige Fettmenge

Wird dem Körper dauerhaft zu viel Fett zugeführt, wird er dick und krank. In Deutschland beträgt die durchschnittliche Aufnahme an Fett etwa 140 Gramm pro Tag (entspricht 1260 Kilokalorien), das macht 40 Prozent und mehr der täglich aufgenommenen Energiemenge aus. Dies ist entschieden zu viel. Nach den Empfehlungen der Deutschen Gesellschaft für Ernährung sind durchschnittlich etwa 60 bis 80 Gramm Fett am Tag – also vereinfacht gesagt ein Gramm Fett pro Kilogramm Körpergewicht – völlig ausreichend. Alles, was diesen Bedarf übersteigt, wird in den Fettdepots angereichert und führt auf Dauer zu Übergewicht.

Die Aufnahme von Fetten müssen aber nicht nur Übergewichtige genau im Auge behalten, sondern auch alle Menschen mit erhöhten Blutfettwerten.

Von allen mit der Nahrung zugeführten Stoffen haben die gesättigten Fettsäuren den stärksten Einfluss auf den Cholesterinspiegel. Sie sind vor allem in tierischen Lebensmitteln wie Fleisch, Wurstwaren, fettreichen Milchprodukten sowie in tierischen Fetten wie Butter oder Schmalz enthalten. Nach Aufnahme gesättigter Fettsäuren kommt es vor allem zu einem Anstieg des LDL-Cholesterins. Gesättigte Fettsäuren vermindern die Aktivität der LDL-Rezeptoren und es kommt zu einer verlangsamten LDL-Aufnahme in die Zellen. Ungesättigte Fettsäuren, die vor allem in pflanzlichen Ölen vorkommen, normalisieren die verminderte Aktivität der LDL-Rezeptoren, was letztendlich zu einer Cholesterinsenkung führt.

Cholesterin zählt zu den „nicht essenziellen" Stoffen, d. h. es wird vom Körper in ausreichender Menge selbst gebildet. Der Körper ist auf ihre Zufuhr nicht angewiesen.

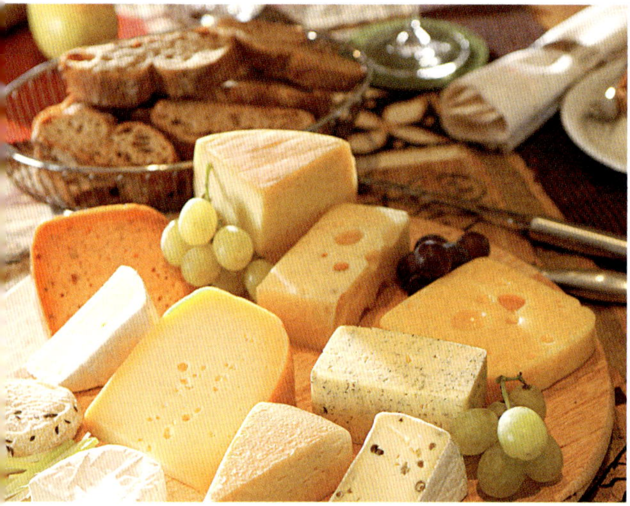

Einfach zu merken: Tierische Fette enthalten gesättigte Fettsäuren. Pflanzliche Fette enthalten ungesättigte Fettsäuren.

Versteckte Fette

Den meisten Menschen ist gar nicht bewusst, dass überall versteckte Fettfallen lauern. Etwa 60 Prozent des Fetts, das täglich zugeführt wird, tritt nicht offensichtlich zu Tage. Es lauert in Kuchen, Keksen, Süßigkeiten, Knabbereien, Eiern, Milchprodukten, Fleisch, Wurst und Käse. Auch in vielen Tiefkühlprodukten, wie Pizzen, Torten und Gemüsegerichten mit Sahne sind oft hohe Mengen an Fett enthalten.

Mit dem Verzehr von Fertiggerichten sollte man deshalb ganz bewusst umgehen. Auch frittierte Gerichte und Blätterteiggebäck sind sehr fetthaltig und sollten nicht täglich verzehrt werden.

Gesunde und schädliche Fette

Wichtig zu wissen: Fett ist nicht gleich Fett! Bei den in unserer Nahrung enthaltenen Fetten gibt es große Unterschiede. Einige haben einen positiven Einfluss auf die Blutgefäße, andere wiederum schädigen sie. In jedem Fall sollte die empfohlene Menge nicht überschritten werden, denn sonst können auch die gesündesten Fette dem Körper schaden.

Jedes Fett setzt sich aus unterschiedlichen Fettarten zusammen. Man unterscheidet zwischen gesättigten, einfach und mehrfach ungesättigten Fettsäuren. Als wichtige Faustregel gilt: Fette mit ungesättigten Fettsäuren sind besser als Fette mit gesättigten Fettsäuren.

Der Organismus reagiert auf diese verschiedenen Fettsäuretypen höchst unterschiedlich. Um den Unterschied besser verstehen zu können, ist ein kleiner Ausflug in die Chemie nötig.

Light-Produkte

Immer mehr Nahrungsmittel sind im Handel auch als „Light"-Version erhältlich. Diese Bezeichnung zeigt an, dass weniger Kalorien enthalten sind. Meist wird Zucker durch synthetische Süßstoffe ersetzt und der Fettgehalt künstlich reduziert. Oft enthalten sie aber immer noch zu viel Fett im Vergleich zu natürlichen mageren Varianten.

Alle Fette, egal ob tierischer oder pflanzlicher Herkunft, beruhen auf demselben chemischen Grundgerüst. Ein Fettmolekül besteht aus einem Glyzerinteil und drei Fettsäuren. Diese Fette werden als Neutralfette oder Triglyzeride bezeichnet, die Bestandteil der Blutfette sind.

Die Fettsäuren, die an den Glyzerinteilen anhängen, unterscheiden sich in ihrer chemischen Struktur, genauer gesagt in ihrer Kettenlänge. Damit bezeichnet man den Anteil der Kohlenstoffatome, aus denen die Fettsäuren gebildet werden. Je nach Zahl der Kohlenstoffatome unterscheidet man kurzkettige, mittelkettige und langkettige Fettsäuren.

Außerdem ist die Zahl der Doppelbindungen im Fettsäuremolekül ausschlaggebend. Gesättigte Fettsäuren haben keine Doppelbindung, sondern nur einfache Bindungen zwischen den Kohlenstoffatomen. Ungesättigte Fettsäuren haben mindestens eine Doppelbindung, die dazu beiträgt, dass der Schmelzpunkt der Fette sinkt. Dies beeinflusst die Konsistenz. Fette mit einem hohen Anteil an ungesättigten Fettsäuren sind deshalb flüssiger als Fette mit einem hohen Anteil an gesättigten Fettsäuren. Je flüssiger ein Fett ist, desto mehr ungesättigte Fettsäuren sind also darin enthalten.

Leicht zu merken

Fette mit einem hohen Anteil an gesättigten Fettsäuren sind hart und lassen sich in kaltem Zustand schlecht streichen. Zu diesen Fetten gehören z. B. Butter, Schweineschmalz und Kokosfett. Margarine ist etwas weicher, sie hat einen größeren Anteil an ungesättigten Fettsäuren. Pflanzenöle sind bei Zimmertemperatur flüssig. Sie haben einen hohen Anteil an ungesättigten Fettsäuren.

Gesättigte Fettsäuren

Gesättigte Fettsäuren haben einen stärkeren Einfluss auf den Cholesterinspiegel als ungesättigte. Durch größere Mengen an gesättigten Fetten steigt der Blutfettspiegel an, erhöhtes LDL und erhöhte Triglyzeride sind die Folge. Zwar braucht der Körper auch gesättigte Fettsäuren, aber die kann er selbst herstellen. Es ist daher nicht unbedingt notwendig, dass sie zusätzlich mit der Nahrung aufgenommen werden. Gesättigte Fettsäuren sind hauptsächlich in tierischen Produkten enthalten.
Produkte mit hohem Anteil an gesättigten Fettsäuren sind in erster Linie

- Butter,
- Schweineschmalz,
- fette Wurst,

Wichtig: Ungesättigte Fette sollte man an Stelle gesättigter Fette zu sich nehmen, nicht zusätzlich!

Butter oder Margarine?

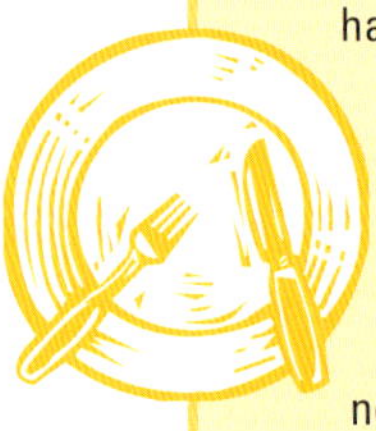

Hier geht es nicht darum, was als Brotaufstrich geeigneter oder schmackhafter ist, sondern um die Tatsache, wie viel Fett und vor allem welche Art von Fett man zu sich nehmen soll. Auch Margarine ist generell nicht so gesund, wie oft behauptet wird. Einige Margarinesorten enthalten nämlich so genannte Trans-Fettsäuren (siehe unten), die eine Erhöhung des Cholesterinspiegels fördern.

Seit einigen Jahren ist aber bekannt, dass in der Margarine enthaltene Phytosterine (sekundäre Pflanzenstoffe) das LDL-Cholesterin absenken können, ohne das HDL zu beeinflussen.

Der genaue Mechanismus, der dies verursacht, ist jedoch umstritten. Man vermutet, dass Phytosterine die Aufnahme von Cholesterin im Dünndarm hemmen, sodass weniger Cholesterin in den Organismus gelangt. Der Körper muss die Phytosterine mit der Nahrung aufnehmen, da er sie nicht speichern kann.

Die positive Wirkung dieser Pflanzenstoffe hält jedoch nur so lange an, wie sie dem Körper zugeführt werden. Wird eine phytosterinhaltige Margarine durch eine andere ersetzt, können die Cholesterinwerte wieder ansteigen. Auch bei so genannten Diätprodukten sollte man deshalb auf die Angabe der Inhaltsstoffe achten.

Mit der Nahrung sollten mindestens doppelt so viele ungesättigte Fettsäuren wie gesättigte aufgenommen werden.

- Fleisch,
- Eigelb,
- vollfette Milch und Milchprodukte,
- fetthaltiger Käse,
- Sahne,
- Majonäse,
- Kokosfett und Palmöl (sind zwar pflanzlicher Herkunft, enthalten aber gesättigte Fettsäuren).

Um die Zufuhr von gesättigten Fettsäuren zu verringern, sollte man Lebensmittel tierischer Herkunft, fettreiche Milch und Milchprodukte, Brat- und Backfette, aber auch Knabbergebäck vermeiden bzw. reduzieren.

Trans-Fettsäuren

So genannte Trans-Fettsäuren kommen in naturbelassenen Lebensmitteln kaum vor. Eine Ausnahme bildet das Fett von Wiederkäuern, in deren Pansen durch Mikroorganismen Trans-Fettsäuren hergestellt werden. Dies ist auch der Grund, warum Butter geringe Mengen an Trans-Fettsäuren enthält.

Trans-Fettsäuren entstehen durch einen technisch sehr aufwändigen Prozess, mit dem pflanzliche Öle industriell künstlich gehärtet werden. Die Öle werden dabei partiell hydriert. Dies ist z. B. bei der Herstellung von Margarine der Fall. Studien haben belegt, dass sich Trans-Fettsäuren, was ihre Wirkung auf den menschlichen Körper betrifft, wie gesättigte Fettsäuren verhalten. Dies bedeutet, dass sie ebenfalls eine Erhöhung des Cholesterinspiegels fördern, da sie das LDL steigern und gleichzeitig das HDL senken und damit der Arteriosklerose Vorschub leisten. Die Auswirkungen hängen im Wesentlichen davon ab, welche Mengen an Trans-Fettsäuren aufgenommen werden. Eine nicht zu unterschätzende Risikogruppe sind dabei auch Kinder und Jugendliche. Sie stellen eine der größten Risikogruppen der Fast-Food-Generation dar. Bei einer entsprechenden, d. h. von Kindern favorisierten Lebensmittelauswahl mit Pommes frites, Nuss-Nougat-Aufstrichen und Keksen können bis zu 7 Gramm Trans-Fettsäuren pro Tag aufgenommen werden.

Produkte mit Trans-Fettsäuren

Die Hauptaufnahmequelle von Trans-Fettsäuren für den Menschen sind Produkte wie gehärtete Margarine, verzehrfertige Dressings, Cocktailsaucen und Fast-Food-Produkte.
Ein Hinweis auf die nicht so leicht zu entdeckenden Trans-Fettsäuren ist die Bezeichnung „Pflanzenfett, zum Teil gehärtet“ auf der Zutatenliste von Lebensmitteln.

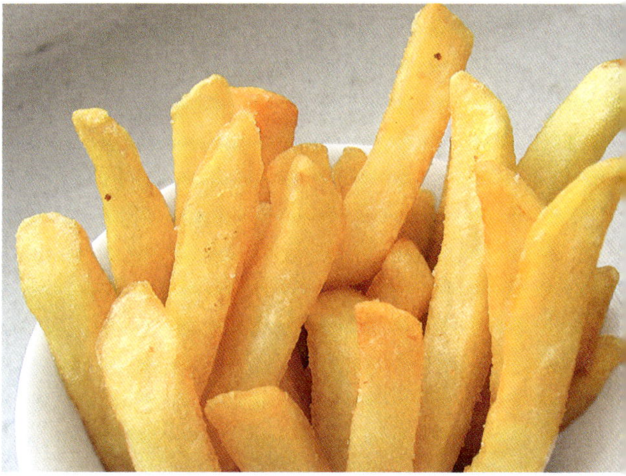

Ungesättigte Fettsäuren

Ganz anders verhält es sich bei den ungesättigten Fetten, die sich günstig auf den Fettstoffwechsel auswirken und sogar dazu beitragen, die Blutfette zu senken. Sie bewirken ein Absinken der Triglyzeride, des Gesamt- und des LDL-Cholesterins.
Ungesättigte Fettsäuren finden sich vor allem in guten Pflanzenölen wie Oliven-, Raps- oder Distelöl. Olivenöl ist dabei besonders wertvoll und wirksam. Dies ist auch der Grund, warum in Mittelmeerländern, wo traditionell mit Olivenöl gekocht wird, Herz-Kreislauf-Erkrankungen sehr viel seltener auftreten als etwa in Nordeuropa. Nicht umsonst ist die

Was heißt eigentlich „Omega“?

In der Chemie bezeichnet man mit „Omega“ die Stelle des C-Atoms im Fettsäuremolekül, an der die erste Doppelbindung – vom Methylende der Fettsäure aus gesehen – steht.
Omega-3-Fettsäuren weisen demnach ihre erste Doppelbindung am dritten C-Atom des Moleküls auf, Omega-6-Fettsäuren an der sechsten Stelle.

Studien haben es gezeigt: Fleischarme Mahlzeiten sind gesünder, da sie die Entstehung von Herz-Kreislauf-Erkrankungen verhindern helfen.

mediterrane Küche mit viel Obst, Gemüse, Fisch, wenig Fleisch eine der gesündesten.
Vor allem die mehrfach ungesättigten Fettsäuren, die vorwiegend in pflanzlichen Nahrungsmitteln vorkommen, sind sehr gesund für den Körper, der diese nicht selbst herstellen kann, sie aber für den Aufbau von Hormonen und anderen Substanzen benötigt. Man bezeichnet sie daher auch als essenzielle (=lebenswichtige) Fettsäuren. Mehrfach ungesättigte Fettsäuren müssen daher von außen, also mit der Nahrung, aufgenommen werden.

Mehrfach ungesättigte Fettsäuren

Mehrfach ungesättigte Fettsäuren werden in zwei große Gruppen eingeteilt. Es gibt einerseits die Omega-3-Fettsäuren (Linolensäure), auch als Fischöl bezeichnet, und andererseits die Omega-6-Fettsäuren (Linolsäure).
Es ist erwiesen, dass Omega-3-Fettsäuren den Cholesterinspiegel senken. Dabei sind zum Erreichen einer Wirkung mindestens 1,5 bis 3 Gramm pro Tag erforderlich. Sie sind unter anderem unentbehrlich für die Entwicklung der Gehirnfunktion und der Immunabwehr. Sie verbessern die Fließeigenschaften des Blutes, machen es also „dünner“, und hemmen so die Verklumpung der Blutplättchen, wodurch die Thrombosegefahr sinkt. Außerdem wirken sie sich günstig auf den Blutdruck aus.
Die Linolsäure ist der Hauptvertreter der Omega-6-Fettsäuren. Sie kommt in fast allen Pflanzenkeimlingen und daher auch in den Pflanzenkeimölen vor, wie etwa in Distel-, Raps-, Soja-, Maiskeim-, Sonnenblumen- und Nachtkerzenöl, aber auch in der Butter.
Ein Mangel an Linolsäure kann sich ungünstig auf das Wachstum auswirken und Hautveränderungen nach sich ziehen. In der heutigen Zeit kommen jedoch solche Mangelerscheinungen so gut wie nicht mehr vor. Eine Erhöhung des Linolsäureanteils ist nicht unbedingt notwendig.
Einfach ungesättigte Fettsäuren sind die Gegenspieler zu den gesättigten Fettsäuren. Sie senken das LDL-Cholesterin und die Triglyzeride im Blut und erhöhen das „gute“ HDL. Dies funktioniert aber nur, wenn dem Körper

Produkte mit Omega-3-Fettsäuren

Omega-3-Fettsäuren sind unter anderem in Seefischen aus kalten Gewässern wie Makrele, Lachs, Hering, Kabeljau, Sardine und Sardelle enthalten. Ernährungswissenschaftler empfehlen, zur Vorbeugung von Arteriosklerose mindestens zweimal pro Woche Seefisch zu essen.
In Süßwasserfischen wie Forelle oder Karpfen ist der Gehalt an Omega-3-Fettsäuren dagegen nur gering.
Darüber hinaus gibt es wenige pflanzliche Quellen für Omega-3-Fettsäuren, so z. B. Leinsamen-, Raps-, Soja- und Walnussöl, grünes Gemüse sowie Hülsenfrüchte. Allerdings ist der Gehalt in den Ölen relativ gering, sodass für eine positive Wirkung auf den Organismus täglich viel mehr Öl aufgenommen werden müsste, als der empfohlenen Gesamtfettmenge entspricht.

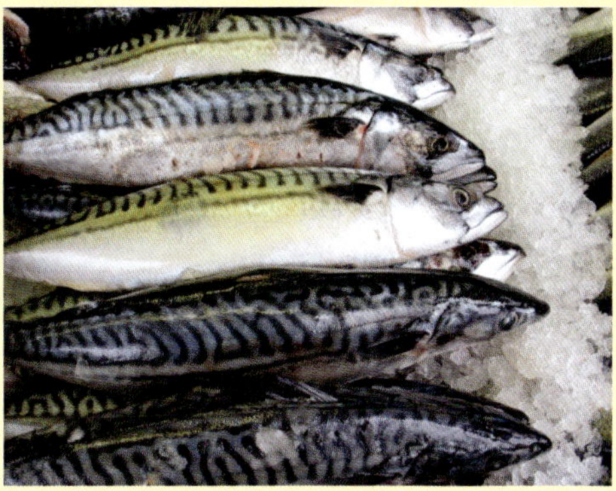

gleichzeitig möglichst wenig gesättigte Fettsäuren zugeführt werden. Die Fettsäurezusammensetzung in den einzelnen Lebensmitteln ist also wichtig.

Olivenöl – das flüssige Gold

An dieser Stelle darf das Olivenöl nicht unerwähnt bleiben. Seine wohltuende Wirkung ist schon seit der Antike bekannt. Zahlreiche Völker benutzen Olivenöl nicht nur als Nahrungsmittel, sondern auch zur Körperpflege. Rund 80 Prozent aller Olivenbäume wachsen heute im Mittelmeerraum. Seit jeher verwenden mediterrane Länder Olivenöl für die Zubereitung ihrer Speisen. Dadurch reduziert sich der Verzehr von tierischem Fett und damit auch der Gehalt der unerwünschten gesättigten Fettsäuren auf ein Minimum. In diesen Ländern deckt Olivenöl circa 15 bis 30 Prozent des Energiebedarfs des Körpers. Groß angelegte, langjährige Studien haben erwiesen, dass die Herzinfarktrate in Ländern, in denen fast ausschließlich mit Olivenöl gekocht wird – wie Spanien, Italien, Griechenland – etwa zwei- bis dreimal niedriger ist als beispielsweise in Deutschland.

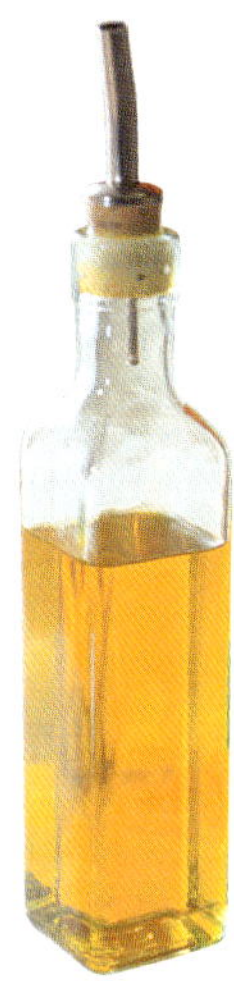

Nahrungsmittel mit hoher Nährstoffdichte, wie Vollkornprodukte oder Gemüse, decken den Nährstoffbedarf bei gleichzeitig niedriger Kalorienaufnahme.

Fettsäuregehalt von Speisefetten

Lebensmittel	Gesättigte Fettsäuren	Einfach ungesättigte Fettsäuren	Mehrfach ungesättigte Fettsäuren
Butter	50,5	25,1	3,1
Margarine	23,2	18,8	34,4
Diätmargarine	19,0	15,6	41,8
Halbfettmargarine	10,1	10,7	17,5
Rapsöl	7,7	55,1	31,9
Sojaöl	14,0	23,8	56,5
Distelöl	8,9	11,8	74,4
Olivenöl	14,7	71,2	9,3

(Angegeben ist der Gehalt an Fettsäuren in Gramm bezogen auf je 100 g des Lebensmittels.)

In der Küche findet Olivenöl vor allem als Salatöl Verwendung. In südlichen Ländern wird es gern auf fertige Speisen geträufelt, nicht zuletzt wegen seines guten Geschmacks. Olivenöl sollte am besten kühl und dunkel gelagert werden, denn sonst wird es schnell ranzig.

Rapsöl

Rapsöl ist eine gute Alternative zum Olivenöl und ebenso wertvoll. Die Zusammensetzung seiner Fettsäuren ist ideal: Es ist reich an einfach ungesättigten Fettsäuren, enthält aber auch genügend mehrfach ungesättigte Fettsäuren. Dabei enthält es nur einen geringen Anteil an gesättigten Fettsäuren. Außerdem ist es geschmacksneutral und kann deshalb vielseitig eingesetzt werden. Es ist damit ideal für eine gesunde Ernährung.

Ballaststoffe

Ballaststoffe sind essbare faserreiche Pflanzenteile oder Pflanzenzellwände, die vom menschlichen Verdauungssystem nicht oder nur teilweise abgebaut werden können. Die meisten Ballaststoffe gehören zu den komplexen, d. h. zu den nicht so schnell verdaulichen Kohlenhydraten. Sie sind unverdaulich, da die körpereigenen Enzyme im Dünndarm die großen Moleküle nicht zerlegen und daher nicht verwerten können. Nachdem sie den Dünndarm unverändert passiert haben, werden sie im Dickdarm von den Darmbakterien teilweise abgebaut. Sie werden in lösliche und unlösliche Ballaststoffe unterteilt.

Lösliche Ballaststoffe, denen man eine Hemmung der Cholesterinproduktion in der Leber nachsagt, sind reichlich in Getreide (Hafer) und Obst (Äpfel, Beeren, Quitten) enthalten.

Unlösliche Ballaststoffe haben ein sehr hohes Quellvermögen, weshalb man sie auch als Quellstoffe bezeichnet. Dieses Quellvermögen wirkt sich positiv auf die Verdauung aus.

Die wichtigsten und bekanntesten Bestandteile der Ballaststoffe sind unter anderem Cellulose, Hemicellulosen, Pektine, polymere Fructane, Pflanzengummis und Pflanzenschleime. Ballaststoffe haben einen großen Vorteil: Sie enthalten kaum Kalorien, machen aber satt.

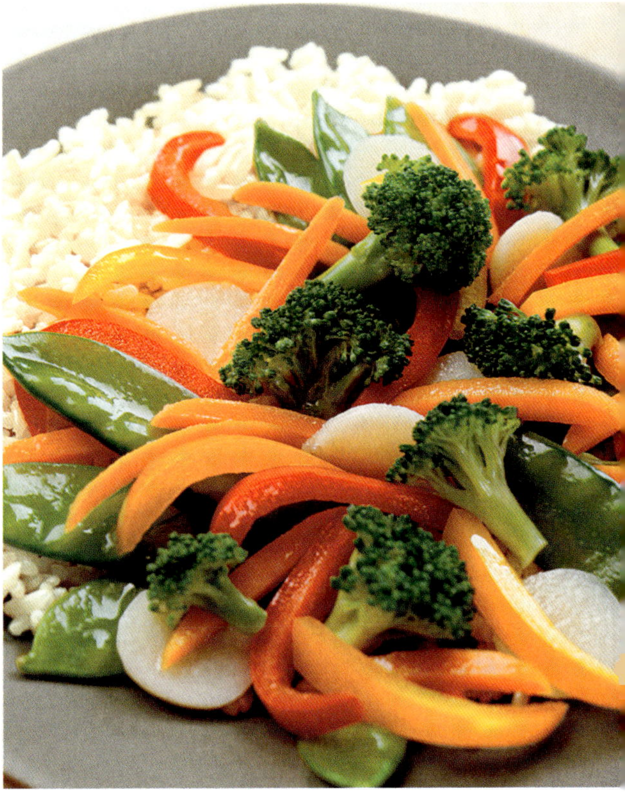

Auf das Verhältnis kommt es an

Zur Vorbeugung koronarer Herzerkrankungen ist es wichtig, nicht nur die Gesamtzufuhr der Fette, sondern auch das richtige Verhältnis der verschiedenen Fettsäuren zueinander zu beachten. Die Empfehlungen der Ernährungswissenschaftler lauten:

Die Gesamtfettmenge sollte maximal 25 bis 35 % der gesamten Kalorienzufuhr betragen. Davon sollten höchstens 7 % gesättigte Fettsäuren sein. Der Rest soll sich aus einfach und mehrfach ungesättigten Fettsäuren zusammensetzen, wobei der Anteil der Omega-3-Fettsäuren zu Omega-6-Fettsäuren 1 : 5 betragen sollte. Trans-Fettsäuren sollen so wenig wie irgend möglich aufgenommen werden.

Im Idealfall lässt sich mit einer solchen Fettumstellung der Cholesterinspiegel um rund 10 % senken.

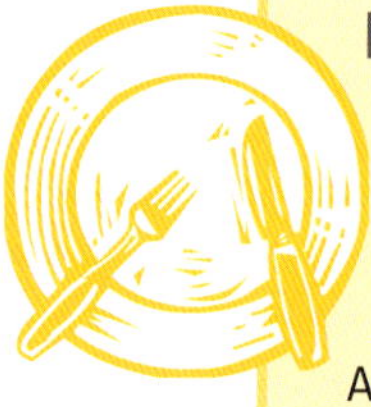

Nahrungsmittel mit hohem Ballaststoffanteil

Feigen, getrocknet	13,3 g
Artischocken	11,0 g
Haferkleie	8,2 g
Sellerie	4,0 g
Weiße Bohnen	4,1 g
Äpfel	2,2 g
Grapefruit	1,6 g
Möhren	1,4 g
Heidelbeeren	1,4 g
Broccoli	1,3 g
Kartoffeln	1,3 g
Grüne Bohnen	1,1 g
Rosenkohl	1,1 g
Erbsen	1,0 g
Wirsing	1,0 g
Birnen	1,0 g
Linsen	1,0 g

(Die Angaben beziehen sich immer auf 100 g des Lebensmittels.)

Wichtig: Ein hoher Gehalt an Ballaststoffen in der Nahrung hat einen positiven Einfluss auf den erhöhten Cholesterinspiegel.

Ernährungsphysiologische Eigenschaften

Ballaststoffe haben wichtige physiologische Aufgaben, da sie gesundheitsfördernde Prozesse unterstützen. Sie sind in der Lage, Gallensäuren im Dickdarm zu binden und über den Darm auszuscheiden. Es liegt aus diesem Grunde nahe, Ballaststoffe in einer cholesterin- und fettarmen Kost in hohem Maße einzubauen. Gallensäuren sind für die Fettverdauung wichtig, denn sie spalten im Darm das Fett auf, damit es für den Körper aufnahmefähig wird. Sie werden in der Leber aus Cholesterin gebildet und an den Darm weitergegeben. Überschüssige Gallensäuren werden nicht einfach ausgeschieden, sondern zur Leber zurücktransportiert. Dort werden sie aufbereitet, in der Gallenblase gespeichert und bei der nächsten Nahrungsaufnahme wieder in den Darm transportiert. Auf diese Weise vermeidet der Körper, dass Gallensäuren immer wieder neu aus Cholesterin hergestellt werden müssen.

Über einen Einfluss auf die Gallensäuren kann man indirekt den Cholesterinspiegel beeinflussen: Je mehr an Ballaststoffe gebundene Gallensäuren den Körper verlassen, desto mehr Cholesterin muss die Leber dem Blut entziehen, um wieder neue Gallensäuren zu bilden.

Ballaststoffe besitzen darüber hinaus darmregulierende Eigenschaften. Sie sind für eine normale Darmtätigkeit unentbehrlich und stellen eine Verdauungshilfe dar. Sie quellen im Darm auf, was die Menge des Nahrungsbreis erheblich vergrößert und den Stuhl auflockert. Als Füllstoffe sorgen sie so für eine regelmäßige und zügige Entleerung des Darms.

Besonders den unlöslichen Ballaststoffen schreibt man außerdem eine schützende Wirkung vor

Darmerkrankungen zu. Die löslichen Ballaststoffe hingegen wirken wie beschrieben senkend auf die Blutfettwerte.

Wie viel Ballaststoffe?

Es wird empfohlen, täglich etwa 30 bis 35 Gramm Ballaststoffe aufzunehmen, um die Verdauung gut in Schwung zu halten. Davon sollte mindestens die Hälfte durch Obst, Hülsenfrüchte, Gemüse oder Kartoffeln gedeckt werden. Die tatsächlich aufgenommene Menge der Ballaststoffe ist bei den meisten Menschen jedoch wesentlich geringer: Sie beträgt durchschnittlich nur etwa ein Drittel dieser Empfehlung.

Nicht vergessen: Bei einer ballaststoffreichen Ernährung ist es wichtig, ausreichend zu trinken. Empfohlen werden etwa 2 Liter pro Tag, wobei vor allem Mineralwasser, verdünnte Obstsäfte und ungesüßte Kräuter- und Früchtetees geeignet sind.

Stoffe wie Guar (ein Bestandteil der indischen Büschelbohne) oder Pysillum (auch als Flohsamen bekannt) sind ebenso ideale Ballaststofflieferanten. Studien haben gezeigt, dass durch den täglichen Verzehr von 20 g Guarkernmehl das Cholesterin um 10 bis 17 Prozent gesenkt werden konnte, durch Flohsamen um 10 bis 20 Prozent. Kein anderes Nahrungsmittel enthält eine so hohe Konzentration an löslichen Ballaststoffen wie Flohsamen, nämlich 70 Prozent.

Auf die Zusammensetzung kommt es an!

Wichtig ist vor allem die Zusammensetzung der täglichen Nahrung. In unten stehendem Diagramm ersehen Sie, in welchem Verhältnis zueinander die einzelnen Ernährungsbausteine stehen sollten. Mit anderen Worten heißt das: Die Nahrung soll fettarm, eiweißarm, ballaststoffreich, vollwertig und vitaminreich sein.

Anhand von Kalorientabellen kann man zudem den Energiegehalt einzelner Nahrungsmittel ersehen und die Gesamtenergiemenge, die man pro Tag aufnimmt, ermitteln. Sehr schnell wird man dann ein Gefühl für Kalorien entwickeln und wissen, welche Nahrungsmittel wenig, durchschnitt-

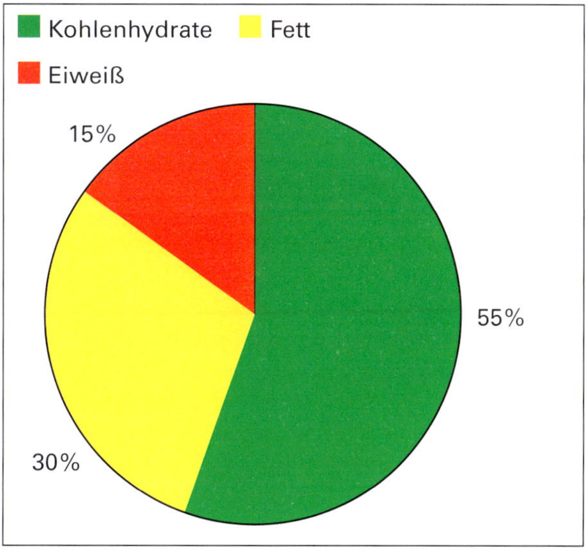

Was sind Kalorien?

Die Kilokalorie (kcal) ist die Maßeinheit für Energie, die in Nährwertangaben verwendet wird. Eine Kilokalorie ist die Energie, die notwendig ist, um 1 g Wasser um 1 °C zu erwärmen. Umgangssprachlich wird oft auch nur von „Kalorie" gesprochen. Gelegentlich wird die Energiemenge auch in Joule angegeben. 1 Joule entspricht 4,2 Kilokalorien.

Um das erreichte Idealgewicht dauerhaft halten zu können, muss man frühere Ernährungsfehler erkennen und vermeiden lernen.

lich viele oder sehr viele Kalorien haben und damit für eine angemessene Ernährung günstig oder ungünstig sind. Das lästige Kalorienrechnen entfällt mit der Zeit. Für den Abbau von Übergewicht ist es vor allen Dingen wichtig, die hochkalorischen Nährstoffe, also die mit einem sehr hohen Kaloriengehalt, zu minimieren. Die unten stehende Auflistung gibt einen Überblick über den Kaloriengehalt der wichtigsten Nährstoffe. Daraus wird bereits ersichtlich, dass Fett doppelt so viele Kilokalorien wie Kohlenhydrate oder Eiweiß liefert.

1 Gramm Fett	9 Kilokalorien (kcal)
1 Gramm Alkohol	7 Kilokalorien (kcal)
1 Gramm Eiweiß	4 Kilokalorien (kcal)
1 Gramm Kohlenhydrate	4 Kilokalorien (kcal)
1 Gramm Wasser	0 Kilokalorien (kcal)

Welche Lebensmittel sind geeignet?

Im Folgenden finden Sie eine Übersicht über – im Hinblick auf ideale Blutfettwerte – „günstige" und eher „ungünstige" Lebensmittel. Aus diesen Empfehlungen der Deutschen Arteriosklerose Gesellschaft ist klar ersichtlich, welche Nahrungsmittel als Alternativen für die eher gesundheitsschädlichen Lebensmittel zur Verfügung stehen.

Geeignete Lebensmittel sollten dabei den Hauptbestandteil der täglichen Kost ausmachen. Sie sind fett- und cholesterinarm bzw. ballaststoffreich. Die aufgeführten Speisefette und Speiseöle werden aufgrund ihrer günstigen Fettsäurenzusammensetzung empfohlen, wegen des hohen Gesamtfettgehalts ist die Verzehrmenge aber zu begrenzen.

In Maßen geeignete Lebensmittel nehmen eine Zwischenstellung ein. Sie sollten zwar nicht täglich und in größeren Mengen verzehrt werden, man muss aber auch nicht völlig darauf verzichten. Mageres Fleisch sollte maximal dreimal pro Woche gegessen werden.

Ungeeignete Lebensmittel sind reich an gesättigten Fettsäuren und/oder Cholesterin. Sie sind daher möglichst zu vermeiden.

Lebensmittel	Geeignet	In Maßen geeignet	Nicht geeignet
Fleisch, Geflügel, Wurstwaren	Hähnchen, Pute ohne Haut, Kalbfleisch, Kaninchen, Wild, Wildgeflügel, Rind- oder Kalbfleischsülze, Corned Beef, Geflügelwurst	mageres Rind-, Schweine- oder Lammfleisch ohne sichtbares Fett, mageres Rinderhack, magerer Schinken (roh oder gekocht), fettreduzierte Wurstsorten (weniger als 15 % Fett)	Gans, Ente, durchwachsenes und fettes Fleisch, Fleischkonserven, Speck, Schweinemett, Innereien (Herz, Niere, Leber, Hirn), fettreiche Wurstsorten (z. B. Salami, Leber-, Blut-, Mett-, Bratwurst)
Fisch	alle Magerfische (z. B. Seelachs, Kabeljau, Rotbarsch, Scholle, Forelle), Hering, Makrele, Tunfisch, Lachs	panierter Fisch, Fischkonserven in Sauce, Krusten- und Schalentiere (z. B. Garnelen, Scampi)	Aal, Räucheraal, Kaviar, Fischfrikadellen
Milch und Milchprodukte	Magermilch, fettarme Milch, Buttermilch, magere und fettarme Milchprodukte, Magerquark, Hüttenkäse, Sauermilchkäse, Magerkäse (weniger als 10 % Fett)	Kondensmilch bis 4 % Fett, Speisequark mit 10 % Fett, fettarme Käsesorten bis zu 30 % Fett	Vollmilch, Vollmilchprodukte, Kondensmilch über 4 % Fett, Sahne, Sahnequark, sahnehaltige Milchprodukte, saure Sahne, Schmant, Crème fraîche, Käsesorten über 30 % Fett

Lebensmittel	Geeignet	In Maßen geeignet	Nicht geeignet
Fette, Öle	Olivenöl, Rapsöl, Sonnenblumenöl, Maiskeimöl, Distelöl, Margarine mit hohem Gehalt an mehrfach ungesättigten Fettsäuren	–	Butter, Butterschmalz, Schweineschmalz, Kokosfett, Palmfett, Palmkernfett, Speck, Grieben, Erdnussöl
Eier	Eiweiß	2 bis 3 Eigelb pro Woche	mehr als 3 Eigelb pro Woche
Gemüse	alle Gemüsesorten, frisch oder tiefgefroren, als Rohkost oder gegart, Hülsenfrüchte	Gemüsegerichte, die mit Ei oder viel Fett zubereitet werden	Gemüse mit panierter, frittierter Hülle
Obst	alle Obstsorten, frisch oder tiefgefroren, ungezuckertes Kompott	Avocado, gezuckerte Obstkonserven, Trockenobst	–
Kartoffeln	gekocht, als Pell- oder Folienkartoffel (möglichst mit Schale), Kartoffelpüree, Kartoffelknödel ohne Ei	mit geeigneten Fetten gebratene und frittierte Kartoffelprodukte, z. B. Bratkartoffeln, Pommes frites	mit ungeeigneten Fetten zubereitete Kartoffelprodukte, Kartoffelchips u. Ä.

Lebensmittel	Geeignet	In Maßen geeignet	Nicht geeignet
Getreideprodukte	Vollkornbrot, -mehle, -teigwaren und andere Vollkornprodukte, Schrotbrot, Haferflocken, Mais, Grünkern, Buchweizen, Hirse, Vollkornreis	helles Auszugsmehl, helle Brotsorten, handelsüblich gezuckertes Müsli, weißer Reis	fetthaltige Feingebäcke (z. B. Croissants), eihaltige Teigwaren
Kuchen, Torten, Backwaren	Vollkornzwieback	Zwieback, Backwaren aus Hefeteig oder Quark-Öl-Teig	Backwaren aus Mürbe-, Biskuit-, Rühr-, Blätter-, Brandteig, Salz- und Käsegebäck, Sahnetorten, Buttercremetorten
Nüsse	–	alle außer Kokosnuss	Kokosnuss
Getränke	Filterkaffee, Tee, Mineralwasser, Diätgetränke, ungezuckerte Erfrischungsgetränke, Gemüsesaft, ungesüßter Fruchtsaft	fettarmer Kakao, zuckerhaltige Erfrischungsgetränke, Malzbier, alkoholische Getränke	ungefilterter Kaffee, Trinkschokolade
Sonstige Produkte	Kräuter, Gewürze, Senf, Essig	Ketschup, Flüssigwürze, Salz	Majonäse, Remoulade

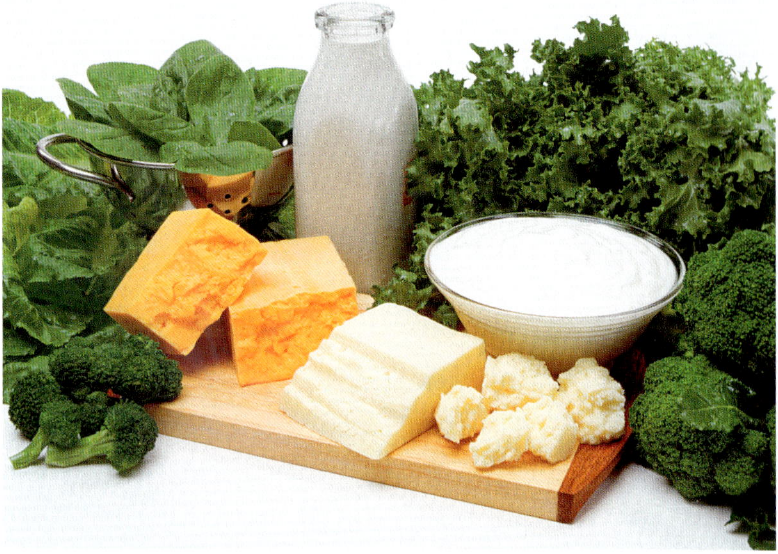

Vegetarische Ernährung

Noch ein Wort zur vegetarischen Ernährung in lacto-vegetabiler Form. Darunter versteht man eine pflanzliche Ernährung, ergänzt durch Milch und Milchprodukte (im Gegensatz dazu meint „vegan" eine rein pflanzliche Ernährungsweise). Für die heutigen Anforderungen einer gesunden Ernährungsweise erweist sie sich als ideal. Sie enthält

Vegetarier leben gesünder: Sie haben niedrigere Blutfettwerte und nur selten Übergewicht oder Bluthochdruck.

- hauptsächlich pflanzliche Fette und damit die günstigen mehrfach und einfach ungesättigten Fettsäuren,
- wenig tierische gesättigte Fette aus Milchprodukten,
- Sojaprodukte, die den Eiweißbedarf decken.

Es ist bekannt, dass Vegetarier niedrigere Blutfettwerte, selten Bluthochdruck oder Übergewicht und kaum erhöhte Harnsäurewerte haben.

Sicher kann und will kaum jemand von heute auf morgen seine gewohnte Ernährung so einfach umstellen. Doch wenn man die Zusammenhänge und Risiken, die mit der heutigen gesundheitsschädigenden Ernährung einhergehen, einmal erkannt hat, lohnt es sich, die Ernährung in kleinen Schritten umzustellen. Es ist gar nicht so schwer! Das heißt aber nicht, dass man streng vegetarisch leben muss. Auch mit einer konsequent eingehaltenen lipidsenkenden Nahrung kann man einen positiven Effekt erzielen.

Rezepte für eine cholesterinbewusste Ernährung

Die nachfolgenden Rezepte sind für eine gesunde Ernährung mit leckeren Gerichten besonders gut geeignet. Sie unterstützen sowohl den Erhalt als auch das Erzielen des Normalgewichts und guter Cholesterinwerte.

Alle Rezepte sind für eine Person angegeben und mit Werten zu Cholesterin- und Ballaststoffgehalt versehen. Das verschafft einen Überblick über die tägliche Energiezufuhr und hilft beim Erstellen eines Ernährungsplans.

Brotaufstriche

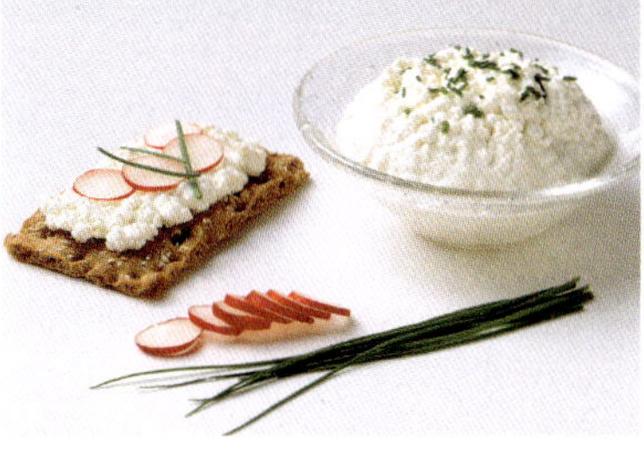

Paprikakäse
Zutaten:
75 g Hüttenkäse, 20% Fett i. Tr.
50 g Essiggurke
1 TL gemischte Kräuter
50 g rote Paprikaschote
Salz, Pfeffer

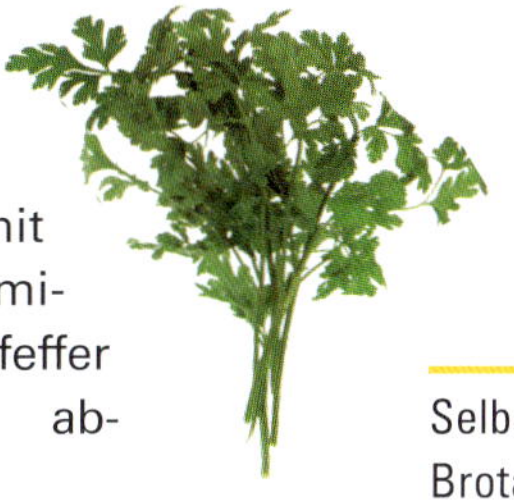

Zubereitung: Essiggurke und Paprikaschote würfeln und mit dem Hüttenkäse mischen. Mit Salz, Pfeffer und Kräutern abschmecken.

0 mg Cholesterin, 1,7 g Ballaststoffe, 421 kJ (103 kcal)

Zwiebelaufstrich
Zutaten:
5 g Margarine
10 g Zwiebelringe
30 g Apfelstifte
Salz, Pfeffer
Curry

Zubereitung: Die Zwiebelringe im Fett anrösten, dann die Apfelstifte dazugeben und kurz mitrösten. Mit den Gewürzen abschmecken. Das Ganze erkalten lassen.

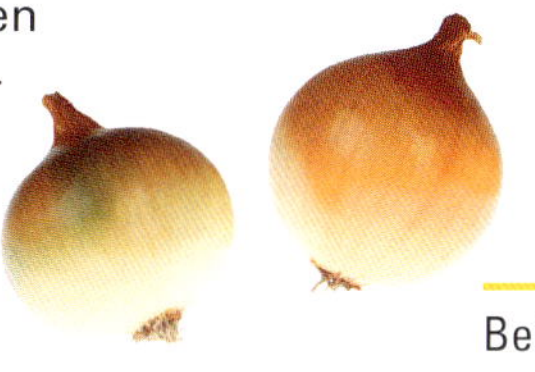

0 mg Cholesterin, 2,5 g Ballaststoffe, 365 kJ (57 kcal)

Pikanter Brotaufstrich
Zutaten:
20 g Gewürzgurke
50 g rote Paprikaschote

Selbstgemachte Brotaufstriche können Sie auch sehr gut mit an Ihren Arbeitsplatz nehmen.

Beim Kauf von Paprika sollte man darauf achten, dass sich die Schoten prall anfühlen und der Stiel knackig grün ist.

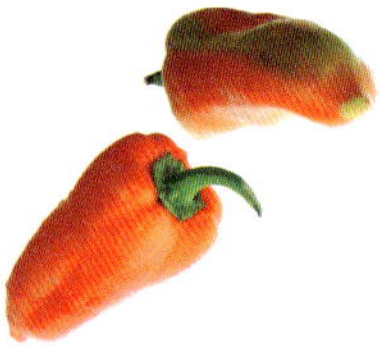

5 g Senf
30 g Magerquark
Salz
weißer Pfeffer
süßes Paprikapulver

Zubereitung: Die in Würfel geschnittene Gewürzgurke und Paprikaschote mit Senf und Quark gut verrühren und anschließend mit den Gewürzen abschmecken.

0,8 mg Cholesterin, 5 g Ballaststoffe, 862 kJ (122 kcal)

Hüttenkäse-Apfel-Aufstrich
Zutaten:

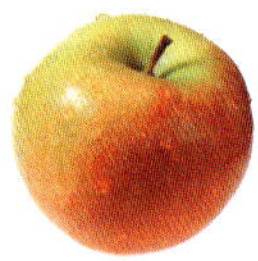

75 g Hüttenkäse
50 g Apfel
Zimt
etwas Zitronensaft

Zubereitung: Apfel waschen, schälen, raspeln und mit Hüttenkäse vermischen. Mit Zimt und Zitronensaft abschmecken. Dieser Aufstrich passt besonders gut zu Knäckebrot.

Aprikosen haben einen hohen Gehalt an Eisen, Kalzium und Vitamin C.

13 mg Cholesterin, 1 g Ballaststoffe, 422 kJ (102 kcal)

Quarkaufstrich
Zutaten:
50 g Magerquark
1 EL fettarme Kondensmilch
1 EL gehackte Haselnüsse
1 TL Honig

Zubereitung: Die Kondensmilch mit dem Magerquark verrühren. Anschließend Honig und Haselnüsse untermengen.

1,3 mg Cholesterin, 3,5 g Ballaststoffe, 806 kJ (134 kcal)

Orangen-Quark-Creme
Zutaten:

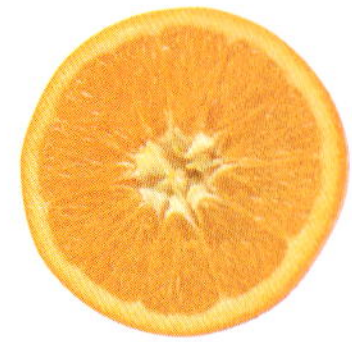

20 g Magerquark
20 g Magerjogurt
50 g Orangenfilets
50 g Apfel, Süßstoff

Zubereitung: Quark und Jogurt cremig verrühren und mit Süßstoff süßen. Anschließend den gewürfelten Apfel und die fein geschnittenen Orangenfilets unterrühren. Tipp: Statt Orange und Apfel kann man beispielsweise auch Erdbeeren, Kirschen, Aprikosen oder Pfirsiche verwenden.

0,2 mg Cholesterin, 3,4 g Ballaststoffe, 848 kJ (82 kcal)

Müslis

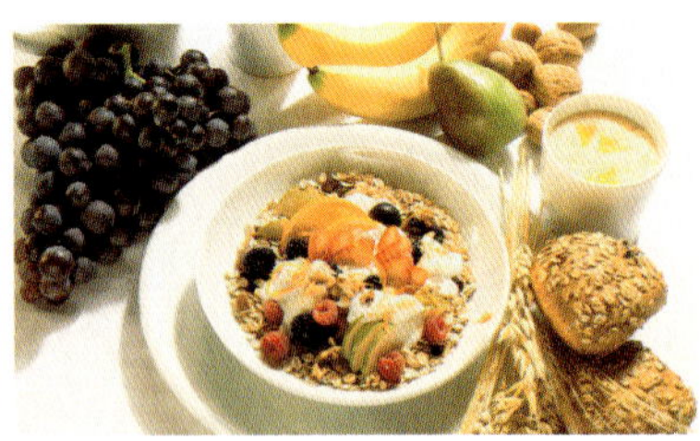

Leichtes Sommermüsli
Zutaten:
5 g Leinsamen

10 g Haferflocken
20 g Aprikosen
20 g Erdbeeren
20 g Heidelbeeren
30 g fettarmer Jogurt
Süßstoff
Saft einer unbehandelten Zitrone

Zubereitung: Jogurt mit etwas Süßstoff und Zitronensaft cremig verrühren. Haferflocken und Leinsamen untermischen. Die klein geschnittenen Aprikosen, Erdbeeren und Heidelbeeren gut waschen und unter die Jogurtmasse heben.

1,5 mg Cholesterin, 2,6 g Ballaststoffe, 438 kJ (105 kcal)

Erdbeermüsli mit Cornflakes
Zutaten:
50 g Erdbeeren
10 g Cornflakes
100 g fettarmer
Jogurt oder Quark
Zitronensaft
Süßstoff

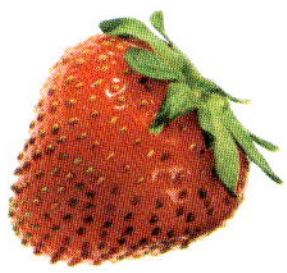

Zubereitung: Frische Erdbeeren halbieren und mit Cornflakes und Jogurt oder Quark vermengen. Mit Zitronensaft und Süßstoff abschmecken.

5,0 mg Cholesterin, 2 g Ballaststoffe, 406 kJ (97 kcal)

Orientalisches Müsli
Zutaten:
15 g Kokosraspeln (1 EL)
5 g Cornflakes (1EL)
10 g getrocknete Feigen
10 g getrocknete Datteln
20 g Wassermelone
50 g fettarmer Jogurt
Zitronensaft
Süßstoff

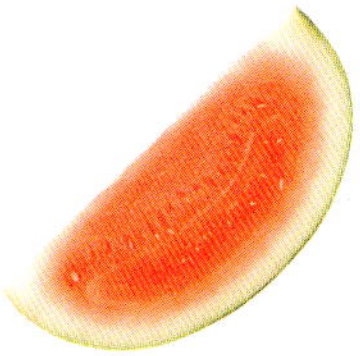

Zubereitung: Jogurt mit Zitronensaft und Süßstoff gleichmäßig verrühren, Kokosraspeln und Cornflakes dazugeben. Die klein geschnittenen Feigen, Datteln und Wassermelone unter die Jogurtmasse mengen.

2,5 mg Cholesterin, 6,3 g Ballaststoffe, 795 kJ (190 kcal)

Sportlermüsli
Zutaten:
10 g geschrotete Weizenkörner
10 g Haferflocken
50 ml fettarme Milch
30 g Banane
30 g Apfel
10 g Honig
5 g gehackte Haselnüsse

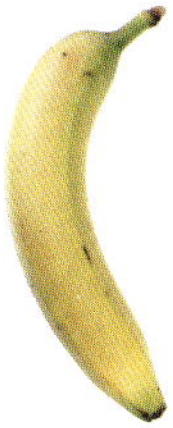

Zubereitung: Die geschroteten Weizenkörner über Nacht in kaltem Wasser einweichen. Haferflocken mit den eingeweichten Körnern mischen, Honig und warme Milch dazugeben. Banane zerdrücken, Apfel reiben und ebenfalls alles miteinander gut verrühren. Im Anschluss die gehackten Nüssen darüber streuen.

2,5 mg Cholesterin, 3,4 g Ballaststoffe, 829 kJ (196 kcal)

Müsli-Trockenmischungen können Sie gut auf Vorrat herstellen und in einer Dose aufbewahren.

Kleine Mahlzeiten

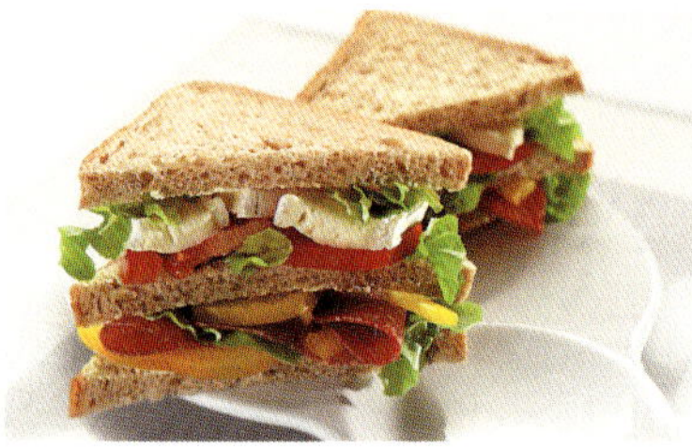

Belegtes Brötchen
Zutaten:
40 g Roastbeef (ca. 2 Scheiben)
1 Roggenvollkornbrötchen
2 Salatblätter
20 g Hüttenkäse
30 g Essiggurke
20 g Tomate

Für das Rotkäppchenaspik können Sie frische Erbsen verwenden, aber genauso gut auch Tiefkühlware.

Zubereitung: Die gewürfelte Essiggurke und Tomatenstückchen mit dem Hüttenkäse vermischen. Brötchen halbieren und mit einem Salatblatt und einer Roastbeefscheibe belegen. Die Käsemischung aufstreichen, eine zweite Scheibe Roastbeef und ein Salatblatt darauflegen.

51 mg Cholesterin, 4,2 g Ballaststoffe, 837 kJ (200 kcal)

Brot mit Ei
Zutaten:
12 g Diät-Dotterfrei-Pulver
40 ml lauwarmes Wasser
5 g Margarine

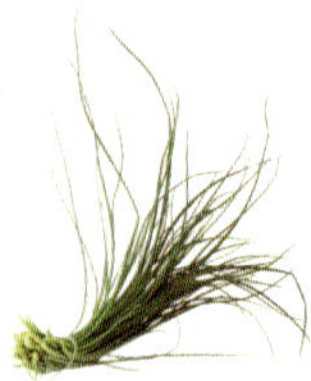

Schnittlauch, Salz
40 g Weizenvollkornbrot
1 Salatblatt, 50 g Tomate

Zubereitung: Das Pulver mit dem Wasser verrühren und 5 Min. stehen lassen. Salz und Schnittlauch zugeben und nochmals gut umrühren. Margarine leicht erhitzen, die Masse darin stocken lassen. Das Brot mit einem Salatblatt belegen, die Eimasse darauf legen und mit der Tomate garnieren.

1,2 mg Cholesterin, 3 g Ballaststoffe, 840 kJ (200 kcal)

Rotkäppchenaspik mit Buttermilch-Dip
Zutaten:
50 g rote Paprikaschote
50 g Erbsen
50 g Mais
150 ml Tomatensaft
2 Blatt weiße Gelatine
40 g Magerquark
75 ml Buttermilch
Petersilie, Zitronensaft
1 Msp Senf, Salz, Pfeffer

Zubereitung: Gelatine in Wasser einweichen. Die gewürfelte Paprikaschote mit den abgetropften Erbsen und Mais vermengen. Das Ganze in eine Suppentasse oder einen tiefen Teller geben. Den Tomatensaft erwärmen und abschmecken, die eingeweichte Gelatine dazugeben und darin auflösen. Über das Gemüse gießen. Im Kühlschrank fest werden lassen,

kurz vor dem Servieren in heißes Wasser stellen und Speise anschließend stürzen.
Den Quark mit Buttermilch, Senf und Zitronensaft glatt rühren und die gehackte Petersilie zugeben. Als Dip mit der Sülze anrichten.

3,4 mg Cholesterin, 3,3 g Ballaststoffe, 812 kJ (194 kcal)

Pilztoast

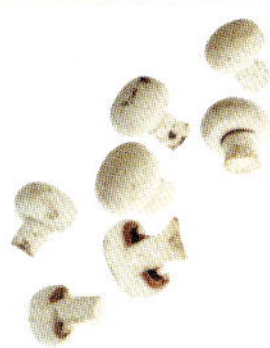

Zutaten:
125 g Champignons
Saft 1/2 Zitrone
10 g gehackte Zwiebel
8 g Margarine
10 g Weizenvollkornmehl
100 ml Milch (1,5% Fett)
Salz, Pfeffer, Petersilie
2 Scheiben Vollkorntoast
10 g geriebenen Käse (1,5% Fett i. Tr.)

Zubereitung: Die Champignons in feine Scheiben schneiden und mit dem Zitronensaft beträufeln. Die klein gehackten Zwiebeln in Margarine glasig dünsten, Champignons dazugeben und zusammen leicht andünsten. Mit Mehl bestreuen, die Milch dazugießen und 5 Min. leicht köcheln lassen. Mit Salz, Pfeffer und Petersilie würzen. Das Toastbrot rösten, die Champignonsauce darübergeben, mit Käse bestreuen und die Toasts im vorgeheizten Grill oder Backofen goldgelb überbacken.

11 mg Cholesterin, 8 g Ballaststoffe, 1280 kJ (306 kcal)

Geflügelsalat

Zutaten:
100 g gekochte Hühnerbrust
150 g Champignons
50 g frische Ananas
50 g gekochte Erbsen
75 g (1/2 Becher) fettarmer Jogurt
1 TL Öl
1 EL Mandelblättchen
Zitronensaft
Salz, weißer Pfeffer

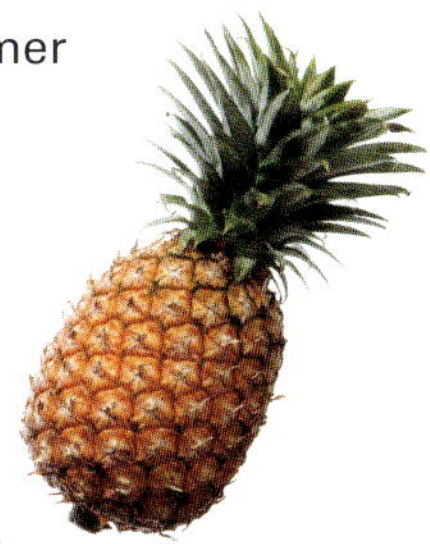

Zubereitung: Jogurt und Öl verrühren und eine Marinade herstellen. Mit Zitronensaft, Salz und weißem Pfeffer abschmecken. Die gekochte Hühnerbrust und Ananas in kleine Stücke schneiden, mit den Erbsen, Champignons und Mandelblättchen mischen und alles gut mit der Marinade verrühren.

63,7 mg Cholesterin, 5,3 g Ballaststoffe, 1273 kJ (303 kcal)

Italienische Vorspeise

Zutaten:
150 g Honigmelone in Spalten geschnitten
20 g roher Schinken, Fettrand abschneiden

Zubereitung: Die Melonenspalten dünn abschälen, die Spalten mit dem Schinken umwickeln und wieder auf die Schale legen.

0 mg Cholesterin, 1,5 g Ballaststoffe, 457 kJ (110 kcal)

Melonen sind wunderbar zum Abnehmen geeignet, denn sie sind reich an Vitaminen und Mineralstoffen, haben aber nur wenige Kalorien.

Besonders lecker sieht die Champignonterrine aus, wenn Sie rote, grüne und gelbe Paprikaschote verwenden.

Sellerie-Snack
Zutaten:
100 g Bleichsellerie
60 g Apfel (ca. 1/2)
30 g Magerquark
40 g Jogurt (1,5% Fett)
Saft je 1/2 Zitrone und Orange

Zubereitung: Sellerie in circa 5 cm lange Stücke schneiden und auf einen Teller bereitlegen. Für den Dip den Quark, Jogurt und Saft mit dem geriebenen Apfel vermischen.

2,3 mg Cholesterin, 4,8 g Ballaststoffe, 347 kJ (83 kcal)

Hawaii-Imbiss
Zutaten:
100 g gegrillte, kalte Hühnerbrust
30 g Apfel
25 g frische Ananas
50 g Kiwi
30 g Banane
100 g Magerjogurt
1 TL ungesüßter Ananassaft
Curry, Salz, Pfeffer

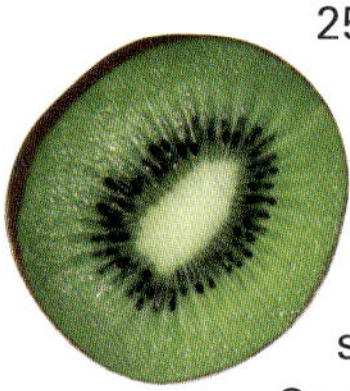

Zubereitung: Das Hühnerfleisch in Scheiben schneiden und auf einen Teller legen. Apfel, Ananas, Kiwi und Banane in Stücke schneiden und auf dem Fleisch verteilen. Ananassaft mit Jogurt verrühren, mit den Gewürzen abschmecken und als Sauce über Obst und Fleisch gießen.

60 mg Cholesterin, 3 g Ballaststoffe, 891 kJ (213 kcal)

Champignonterrine
Zutaten:
1/4 l Gemüsebrühe ohne Fett
3 Blatt weiße Gelatine
30 g Gewürzgurke
20 Champignons, am besten frisch
10 g grüne Paprikaschote
1 TL gehackte Petersilie

Zubereitung: Gelatine einweichen, Champignons, Gurke und Paprikaschote in feine Würfel oder Scheiben schneiden. Gelatine in warmer Brühe lösen und Zutaten mit Petersilie dazugeben. In Teller oder Förmchen gießen und erkalten lassen.

0 mg Cholesterin, 3,1 g Ballaststoffe, 890 kJ (212 kcal)

Salate

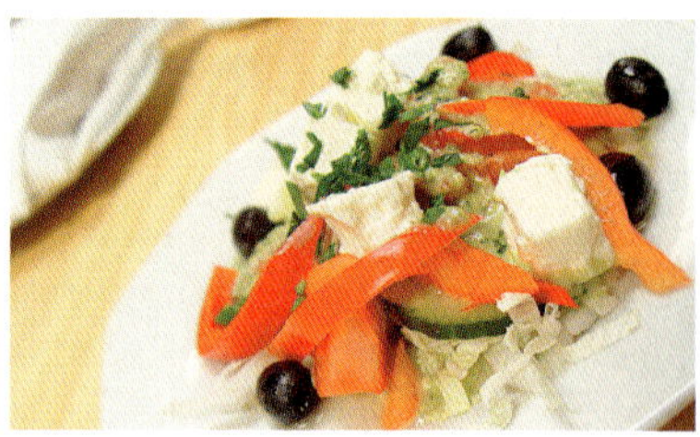

Champignonsalat
Zutaten:
150 g Champignons
5 g Zwiebel
5 g Maiskeimöl
Essig
Petersilie, Salz

Zubereitung: Champignons in dünne Scheiben schneiden und in wenig Salzwasser köcheln. Essig, Öl, Salz und gehackte Petersilie zu einer Marinade anrühren. Champignons darin 1 Std. marinieren.

0,1 mg Cholesterin, 4,5 g Ballaststoffe, 428 kJ (102 kcal)

Sommersalat
Zutaten:
120 g Bleichsellerie
80 g Gurke
2 EL fettarmer Jogurt
1 TL Sojaöl
Saft einer unbehandelten Zitrone
1/4 Knoblauchzehe
gemahlener Anis, Cayennepfeffer nach Geschmack

Zubereitung: Bleichsellerie in sehr feine Streifen schneiden, Gurke schälen und ebenfalls in feine Streifen schneiden. Alles würzen und ca. 15 Min. ziehen lassen. Jogurt mit Öl, Anis und Pfeffer abschmecken, den Zitronensaft und die gepresste Knoblauchzehe dazugeben. Die Sauce über das Gemüse gießen.

1,0 mg Cholesterin, 3,1 g Ballaststoffe, 610 kJ (101 kcal)

Reissalat
Zutaten:
50 g Naturreis
ca. 1 TL Salz
125 ml Wasser
100 g Staudensellerie
25 g Ananas
25 g Orange
50 g Schikoree
Basilikumblätter
50 ml Blutorangensaft
1 TL Zitronensaft
1 TL Öl
40 g Magerjogurt
Süßstoff

Zubereitung: Reis in Salzwasser kochen und 40 Min. ausquellen lassen. Den Sellerie in Scheiben schneiden. Die Ananas und die Orange in Stücke schneiden, den Schikoree waschen und in dünne Streifen schneiden. Basilikumblätter hacken und mit Orangen- und Zitronensaft, Öl, Magerjogurt und Süßstoff verrühren, alles gut mischen und ziehen lassen.

0,7 mg Cholesterin, 7,2 g Ballaststoffe, 1289 kJ (308 kcal)

Der Reissalat lässt sich gut transportieren und eignet sich deshalb wunderbar für ein sommerliches Picknick.

Schinkensalat italienische Art
Zutaten:
70 g Schinken ohne Fettrand
75 g Zucchini
50 g Tomaten
10 g Zwiebel
30 g Parmesan, 35% Fett i. Tr.
1 TL Olivenöl
1 TL Weinessig
1 TL Zitronensaft
Oregano
Knoblauch
Salz
Pfeffer

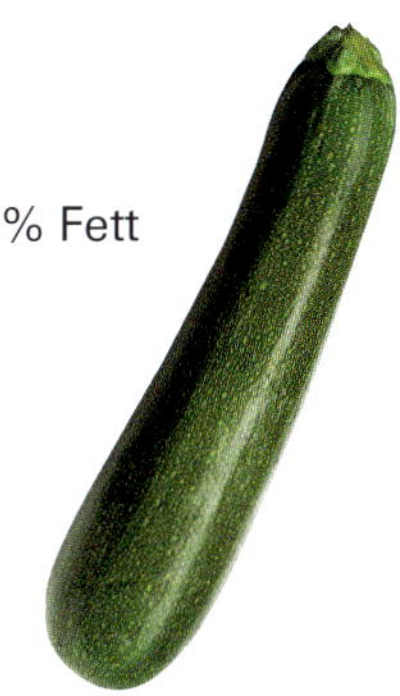

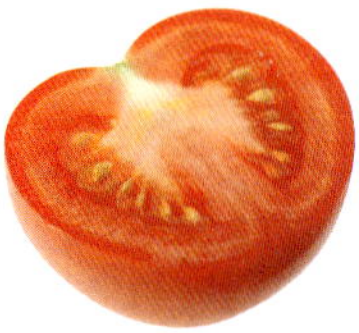

Zubereitung: Parmesan reiben, Schinken würfeln, Zucchini und Tomaten in dünne Scheiben schneiden. Alle Zutaten mit gewürfelten und gehackten Zwiebeln vermischen. Marinade aus Öl, Essig, Zitronensaft und Gewürzen anrühren, zugeben und alles gut durchmischen.

20,4 mg Cholesterin, 2 g Ballaststoffe, 1247 kJ (298 kcal)

Fenchelsalat mit Radieschen

Zutaten:
150 g Fenchel
65 g Tomate
50 g Radieschen
10 g Zwiebel, gehackt
1 EL Zitronensaft
10 g Distelöl
1 TL Schnittlauchröllchen
Eiweiß von 2 hartgekochten Eiern
Salz, Pfeffer

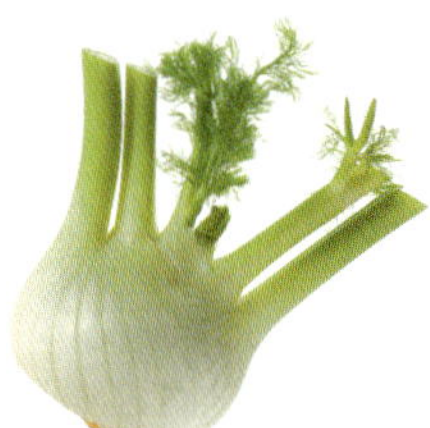

Zubereitung:
Den Fenchel in Streifen schneiden, das Fenchelgrün fein hacken. Tomate würfeln, Radieschen in Scheiben schneiden. Aus Zwiebel, Zitronensaft, Öl, Schnittlauch, klein gehacktem Eiweiß, Fenchelgrün und Gewürzen eine Marinade anrühren. Marinade über das Gemüse gießen und alles ca. 30 Min. durchziehen lassen, abschmecken.

0,1 mg Cholesterin, 8,3 g Ballaststoffe, 832 kJ (199 kcal)

Nudelsalat

Zutaten:
35 g Vollkornnudeln
100 g rote und gelbe Paprikaschote
50 g Gewürzgurke
50 g Erbsen
50 g gekochter Schinken ohne Fett
1 TL Öl
1 EL Obstessig
Salz, Pfeffer, Senfpulver
Petersilie, Dill

Zubereitung: Nudeln in reichlich Salzwasser bissfest garen, Paprikaschoten, Gewürzgurke und Schinken in feine Würfel schneiden. Marinade aus den restlichen Zutaten herstellen. Alles mischen und den Salat mindestens 4 Std. durchziehen lassen.

42 mg Cholesterin, 7,4 g Ballaststoffe, 1265 kJ (302 kcal)

Fitnesssalat

Zutaten:
200 g Hühnerbrustfilet
50 g frische Ananas
50 g Apfel
50 g Sojabohnenkeimlinge
60 g Magerjogurt
1 EL Zitronensaft
Salz, weißer Pfeffer
1 EL gehackte Zitronenmelisse

Zubereitung: Hühnerbrustfilet in einer beschichteter Pfanne ohne Fett braten und dann in feine

Streifen schneiden. Ananas und Apfel ebenfalls in feine Streifen schneiden. Alles mit den Keimlingen vermischen.
Aus Jogurt, Zitronensaft, Gewürzen und Zitronenmelisse eine Marinade anrühren und über die restlichen Zutaten geben. Alles locker mischen.

120 mg Cholesterin, 3 g Ballaststoffe, 1254 kJ (299 kcal)

Herbstsalat

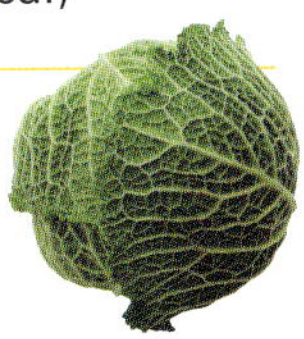

Zutaten:
100 g Wirsing
1/2 rote Zwiebel
1/2 Birne
Saft einer unbehandelten Zitrone
1/2 Bund Schnittlauch
1 EL Obstessig
Salz, Pfeffer, Zimt
1 TL Mandelöl

Zubereitung: Wirsing in dünne Streifen hobeln. Zwiebel in hauchdünne Streifen schneiden und mit dem Wirsing mischen. Birne entkernen und in feine Würfel schneiden. Mit Zitronensaft beträufeln und ebenfalls zum Wirsing geben. Gehackten Schnittlauch darüberstreuen.
Salz, Pfeffer, Zimt und Öl zu einer Marinade verrühren und über das Gemüse und Obst geben. Nachdem alles gut vermischt ist, noch 10 Min. ziehen lassen.

0 mg Cholesterin, 5,1 g Ballaststoffe, 499 kJ (121 kcal)

Sommerlicher Spinatsalat

Zutaten:
40 g frischer Spinat
25 g Champignons
Zitronensaft
60 g Kirschtomaten
1/2 Bund Schnittlauch
1 TL Pinienkerne
1 TL Rotweinessig
Salz, Pfeffer
1/2 geschälte Knoblauchzehe
1 TL Olivenöl

Zubereitung: Spinatblätter und Champignons putzen und in feine Scheiben schneiden. Sofort mit Zitronensaft beträufeln. Die Tomaten halbieren und den Schnittlauch in Röllchen schneiden. Essig, Pfeffer und Salz mit dem durchgepressten Knoblauch und dem Öl zu einer Soße verrühren. Spinat, Pilze und Tomaten auf einem Teller anrichten und die Soße darübergießen. Mit Schnittlauch und Pinienkernen garnieren.

0,1 mg Cholesterin, 3,3 g Ballaststoffe, 580 kJ (105 kcal)

Blattsalat mit Kresse

Zutaten:
100 g Blattsalat
(Frisée, Eichblatt oder anderer)
40 g Champignons
Zitronensaft
1/2 Kästchen Kresse
1 Schalotte
1 EL Weißweinessig

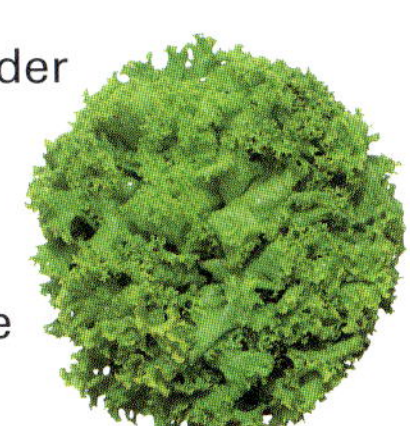

Besonders lecker schmecken die Pinienkerne im Salat, wenn Sie diese vorher in einer Pfanne ohne Fett goldbraun anrösten.

Tomatenmark
Salz, Pfeffer
1 EL Olivenöl

Zubereitung: Salat in Stücke zupfen. Pilze abtupfen, in feine Scheiben schneiden, mit Zitronensaft beträufeln und mit den Salatblättern mischen. Kresse und die gewürfelte Schalotte dazugeben. Essig, Tomatenmark und Öl verrühren, mit Salz und Pfeffer abschmecken. Die Marinade über den Salat gießen und alles vermischen.

0,1 mg Cholesterin, 3 g Ballaststoffe, 489 kJ (118 kcal)

Im Winter schmeckt der Rotkrautsalat besonders gut. Lassen Sie mal eine Gewürznelke mit im Salat ziehen. Vor dem Servieren entfernen!

Rotkrautsalat

Zutaten:
100 g Rotkraut
1/2 TL Salz
40 g Orange
50 g Apfel mit Schale
1 TL Saft einer unbehandelten Zitronensaft
1 TL Öl

Zubereitung: Das Rotkraut in feine Streifen schneiden oder grob raspeln. Salzen und das Kraut mit einem Holzlöffel oder -stößel weichklopfen. Das klein geschnittene Obst zugeben, Zitronensaft und Öl untermischen und alles gut durchziehen lassen.
Tipp: Das klein geschnittene Kraut kann auch 2 Min. in heißem Wasser blanchiert werden, damit es weicher wird. Statt Rotkraut kann man auch Weißkraut nehmen.

0 mg Cholesterin, 5,4 g Ballaststoffe, 462 kJ (111 kcal)

Kartoffelsalat

Zutaten:

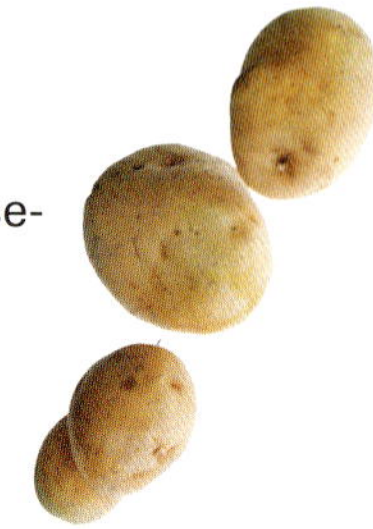

200 g Kartoffeln
20 g Zwiebel
125 ml heiße Gemüsebrühe
5 g Öl
1/2 TL Senf
1 EL Essig
Salz, Pfeffer
1 EL Schnittlauchröllchen
35 g Radieschen

Zubereitung: Kartoffeln dämpfen. Anschließend schälen und in dünne Scheiben schneiden. Zwiebeln hacken und unter die Kartoffelscheiben mischen. Eine Marinade aus Brühe, Öl und den Gewürzen herstellen. Heiß über die Kartoffeln gießen und gut durchziehen lassen, eventuell nachwürzen. Mit Schnittlauchröllchen und Radieschenscheiben garnieren.

0 mg Cholesterin, 6,2 g Ballaststoffe, 858 kJ (205 kcal)

Schneller Sauerkrautsalat

Zutaten:
80 g Sauerkraut aus der Dose
50 g Apfel
20 g gelbe Paprikaschote
20 g Essiggurke
20 g Silberzwiebel

1/2 TL Essig
5 g Öl
1 Prise Salz
1/2 TL Kümmel

Zubereitung: Apfel, Paprikaschote und Essiggurke würfeln und mit dem Sauerkraut und den Perlzwiebeln mischen. Eine Marinade aus Essig, Öl und Gewürzen anrühren. Marinade über das Gemüse geben und alles locker mischen.

0 mg Cholesterin, 4,7 g Ballaststoffe, 406 kJ (98 kcal)

Gemüseplatte
Zutaten:
50 g Rettich
20 g Radieschen
25 g beliebiger Blattsalat
50 g Radieschensprossen
20 g Schalotten
25 g Harzer Käse
1 EL Weißweinessig
1 TL Öl
Meersalz, Pfeffer

Zubereitung: Rettich schälen, Radieschen putzen und in feine Scheiben hobeln. Die Schalotten in feine Ringe schneiden, eine davon würfeln. Salat putzen und waschen. Für die Soße Essig, Öl, Salz und Pfeffer verrühren. Käselaibchen mit Schalottenringen bestreuen und mit einem kleinen Teil der Sauce marinieren, 1 bis 2 Std. ziehen lassen. 1/4 der Radieschenmenge und die gewürfelte Schalotte zur restlichen Soße geben. Rettichscheiben auf einem Teller anrichten, wenig salzen und mit Soße bestreichen. Die übrige Soße mit den Radieschen und Salatblättern mischen und in der Mitte auf den Rettich geben. Die marinierten Käsestückchen auf die Salatblätter legen und Schalottenringe und Radieschen darübergeben.

2 mg Cholesterin, 1,9 g Ballaststoffe, 449 kJ (107 kcal)

Fruchtiger Wintersalat
Zutaten:
50 g Schikoree
20 g Banane
20 g Apfel (säuerliche Sorte)
40 g Orange
1 TL Saft einer unbehandelten Zitrone
1/2 TL Kürbiskern- oder Walnussöl
Salz
1/2 TL Ahornsirup
je 1 Msp Meerrettich und milder Senf
50 g Magerjogurt
1 TL gehackte Haselnüsse

Zubereitung: Den Schikoree in 1 cm breite Streifen schneiden, die Banane in dünne Scheiben schneiden, Apfel vierteln und in Scheiben schneiden und die Orangenspalten vierteln. Alle Zutaten mischen. Salz, Ahornsirup, Meerrettich, Öl, Zitronensaft und Senf mit dem Jogurt verrühren und über den Salat geben, zum

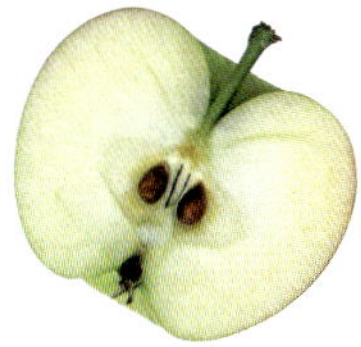

Schluss mit gehackten Haselnüssen bestreuen.

0 mg Cholesterin, 2,9 g Ballaststoffe, 456 kJ (109 kcal)

Süßsaurer Nudelsalat

Zutaten:
40 g Vollkornnudeln ohne Ei
40 g süßsauer eingelegter Kürbis
40 g Salatgurke
1 TL Öl
20 g Magerjogurt
1 TL Obstessig
1 TL Zitronensaft
Salz
Süßstoff
Cayennepfeffer

Statt Obstessig können Sie auch sehr gut Weißwein- oder Rotweinessig verwenden.

Zubereitung: Nudeln in reichlich Salzwasser garen, Kürbisstücke würfeln (2 EL der Kürbisflüssigkeit beiseite stellen), die Salatgurke ungeschält in 1 cm große Würfel schneiden. Nudeln kalt abschrecken und mit Kürbis- und Gurkenstücken vermengen, Obstessig mit Kürbissaft mischen und anschließend Öl, Jogurt, Zitronensaft, Süßstoff und Cayennepfeffer unterheben.

0,3 mg Cholesterin, 3,8 g Ballaststoffe, 895 kJ (212 kcal)

Maissalat

Zutaten:
40 g rote Paprikaschote
30 g säuerlicher Apfel, geschält
100 g Mais aus der Dose
1 TL Saft einer unbehandelten Zitrone
1 EL frisch gepresster Grapefruitsaft
1 TL Öl, Süßstoff
Salz
1 EL Schnittlauchröllchen

Zubereitung: Paprikaschote entkernen und würfeln. Apfel schälen, vierteln, würfeln und sofort mit Zitronensaft beträufeln (damit der Apfel nicht braun wird). Die Maiskörner mit den Apfelwürfeln und den Paprikastückchen mischen. Den restlichen Zitronensaft mit Grapefruitsaft, Salz, Süßstoff und Öl verrühren, alle Zutaten vermengen und anschließend mit Schnittlauch garnieren.

0 mg Cholesterin, 3,7 g Ballaststoffe, 812 kJ (194 kcal)

Suppen

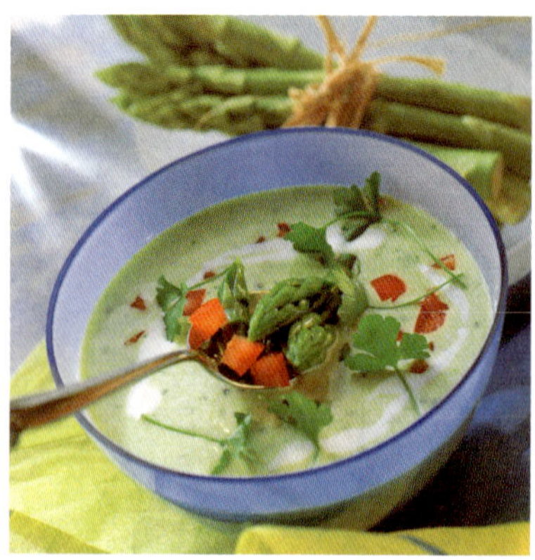

Gazpacho
Zutaten:
60 ml Tomatensaft
120 ml entfettete Brühe
1 TL Olivenöl
10 g Zwiebel gehackt
100 g Salatgurke
30 g gelbe Paprikaschote
30 g Fenchel
4 Eiswürfel
Saft von 1/2 unbehandelten Zitrone
Knoblauchpulver
Salz
Pfeffer

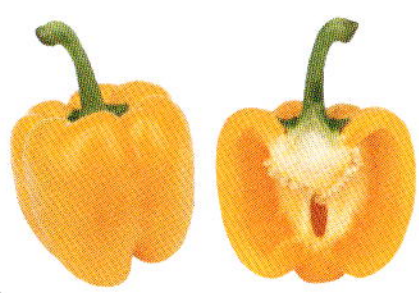

Zubereitung: Tomatensaft, Brühe, Olivenöl, Zitronensaft und Zwiebeln mit den Eiswürfeln verrühren. Die Gurke schälen und in 1 cm große Würfel schneiden, ebenso den Fenchel und die Paprikaschote und gut daruntermischen. Für etwa 1 Std. kalt stellen. Mit den Gewürzen pikant abschmecken.

0 mg Cholesterin, 4,7 g Ballaststoffe, 393 kJ (94 kcal)

Blumenkohl-Brokkoli-Cremesuppe
Zutaten:
20 g Zwiebel
5 g Margarine
100 g Blumenkohl
50 g Brokkoli
200 ml Brühe
30 g Magerquark
Salz, Pfeffer, frischer Kerbel
Saft einer unbehandelten Zitrone

Zubereitung: Blumenkohl und Brokkoli kleine Röschen teilen. Die Zwiebel klein würfeln und in der Margarine andünsten, die Röschen zugeben und mit der Brühe aufgießen. Nach dem Garen die Brokkoliröschen und ein paar Blumenkohlröschen beiseite legen, den Rest pürieren. Die Suppe mit den Gewürzen abschmecken, Quark und Kerbel beimengen und die Röschen als Einlage hineingeben.

0,4 mg Cholesterin, 4,1 g Ballaststoffe, 465 kJ (100 kcal)

Italienische Minestrone
Zutaten:
20 g gekochte weiße Bohnen
20 g Wirsing
20 g Zucchini
20 g Rosenkohl
20 g rote Paprikaschote
20 g Tomaten gehäutet und gekocht
1/2 Knoblauchzehe
Salz
250 ml Wasser oder fettfreie Brühe
1 EL frisches Basilikum
10 g geriebenen Parmesan, 35% Fett i. Tr.
1 TL Pinienkerne

Zubereitung: Den zerkleinerten Wirsing und Rosenkohl in der Brühe 30 Min. garen. Die anderen Gemüsesorten ebenfalls zerkleinern und für weitere 10 Min. mitgaren. Die fein gehackte Knoblauchzehe, die zerkleinerten Pini-

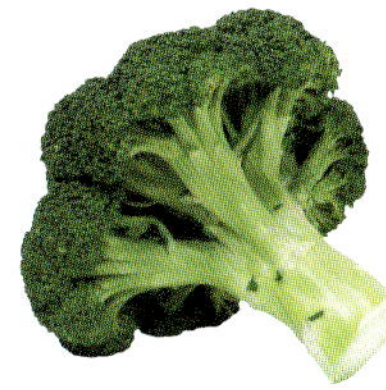

Die Gazpacho ist an heißen Tagen besonders erfrischend, wenn Sie kurz vor dem Servieren kleine Eiswürfelstückchen unterrühren.

enkerne, das gehackte Basilikum in die Gemüsesuppe geben und etwas salzen. Hitze zurückdrehen und 5 Min. ziehen lassen. Die Minestrone mit Parmesan bestreuen.

6,8 mg Cholesterin, 2,5 g Ballaststoffe, 425 kJ (102 kcal)

Tomatensuppe
Zutaten:
1/2 TL Margarine
20 g Zwiebel
50 g Karotten
30 g Knollensellerie
150 g Tomatenstückchen
150 ml Gemüsebrühe
Salz, schwarzer Pfeffer
Basilikum
30 g Magerquark

Seelachs ist nicht nur besonders fettarm, mit nur 100 Gramm decken Sie bereits Ihren Tagesbedarf an Vitamin B 12.

Zubereitung: Alles Gemüse in kleine Würfel schneiden, Margarine zerlassen und die Gemüsewürfel darin anschwitzen. Die Tomatenstücke zugeben und kurz mitschwitzen lassen. Mit Brühe aufgießen, gut umrühren und für weitere 15 Min. köcheln lassen. Die Mischung mit dem Pürierstab fein zerkleinern und den Quark darunterheben. Dazu frisches Basilikum servieren.

0,4 mg Cholesterin, 5,1 g Ballaststoffe, 491 kJ (117 kcal)

Suppe mit frischen Gartenkräutern
Zutaten:
6 g Margarine
8 g Vollkornmehl
2 EL gemischte Gartenkräuter
150 ml fettfreie Brühe

Zubereitung: Die gewaschenen Kräuter fein hacken. Mit der Margarine, dem Vollkornmehl und der Brühe eine helle Einbrenne herstellen und aufgießen. 10 Min. lang durchkochen. Die frischen Kräuter zugeben, mit Salz, Pfeffer und je nach Geschmack evtl. Zitronensaft abschmecken.

0,4 mg Cholesterin, 0,2 g Ballaststoffe, 447 kJ (106 kcal)

Fischsuppe
Zutaten:
10 g Margarine
20 g Lauch
50 g gelbe Paprikaschote
50 g Fenchel
Salz, schwarzer Pfeffer
Lorbeer, Safran
Thymian, Knoblauch
120 g Seelachs
2 EL Saft einer unbehandelten Zitrone

Zubereitung: Das Gemüse in Streifen schneiden und in der Margarine kurz anschwitzen. Das Safranpulver zugeben und ebenfalls kurz mitschwitzen lassen. Mit 1/4 l Wasser aufgießen. Alle Gewürze zugeben, kräftig abschmecken und kurz durchkochen lassen. Den gewürfelten Seelachs zugeben, 10 Min. durchziehen lassen, evtl. je nach Geschmack nachwürzen und sofort servieren.

33,1 mg Cholesterin, 3,1 g Ballaststoffe, 869 kJ (207 kcal)

Suppe mit Fleischklößchen
Zutaten:
25 g Tatar
8 g Margarine
8 g Semmelbrösel
1 Eiweiß
Salz, Petersilie
250 ml fettfreie Brühe

Zubereitung: Margarine in einem Topf schaumig rühren. Semmelbrösel, Eiweiß und Tatar dazugeben, vermischen und mit Salz und Petersilie würzen. Mit den Händen kleine Klößchen formen, in die kochende Brühe einlegen und etwa 10 Min. ziehen lassen.

17,9 mg Cholesterin, 0,2 g Ballaststoffe, 445 kJ (106 kcal)

Vegetarische Gerichte

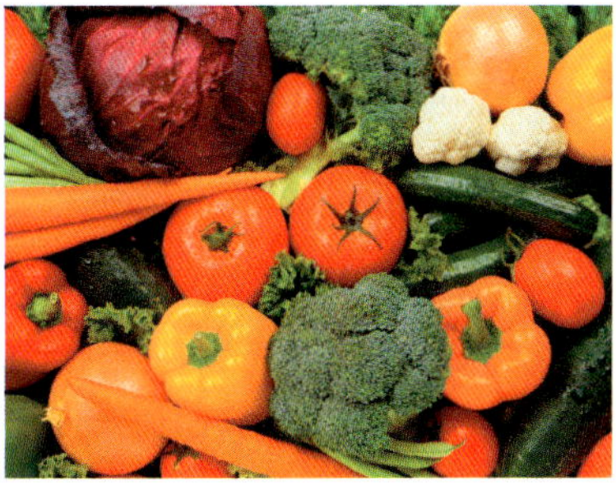

Pilzpfännchen
Zutaten:
250 g Austernpilze
10 g Zwiebel
10 g Margarine
1 EL Petersilie
1 EL Schnittlauch
1 EL fettarmer Jogurt
Muskat
weißer Pfeffer
Salz

Zubereitung: Zwiebel in kleine Würfel schneiden und mit der Petersilie in Margarine andünsten, die Pilze dazugeben und alles etwa 10 Min. dünsten lassen. Kräuter dazugeben und mit Muskat, Pfeffer und Salz abschmecken. Jogurt darunterrühren.

0,6 mg Cholesterin, 6,9 g Ballaststoffe, 796 kJ (189 kcal)

Das Pilzpfännchen schmeckt auch mit selbstgesammelten Pilzen wie z. B. Pfifferlingen sehr gut.

Käse-Mangold-Auflauf
Zutaten:
200 g Mangold
30 g Zwiebel
5 g Margarine
150 g gekochte Kartoffeln
20 ml fettarme Milch
25 g Edamer, 30% Fett i. Tr.
Muskat
Salz

Zubereitung: Die Mangoldblätter von den harten Rippen befreien, gut waschen und abtropfen lassen. Den Mangold in kochendem Wasser blanchieren und dann in feine Streifen schneiden. Die

Zwiebel schälen, in Stücke schneiden und andünsten und den Mangold dazugeben. Mit Muskat und Salz würzen und zugedeckt für weitere 10 Min. dünsten lassen.
Die ganze Masse in eine ausgefettete feuerfeste Auflaufform füllen. Anschließend die gekochten Kartoffeln durch die Kartoffelpresse drücken, mit lauwarmer Milch vermischen und über die Mangoldmasse geben. Den geriebenen Edamer darüberstreuen. Den Auflauf bei 180 °C 20 Min. im Rohr überbacken.

1,1 mg Cholesterin, 8,7 g Ballaststoffe, 1277 kJ (304 kcal)

Tomatenfladen

Zutaten:

50 g Weizenvollkornmehl
1/2 TL Backpulver
Salz
40 g Magerquark
1 EL Distelöl
1 EL Milch (1,5% Fett)
1 TL Tomatenmark
1/2 Zwiebel
100 g Tomaten
Salz, Pfeffer
Basilikum
Oregano
Thymian

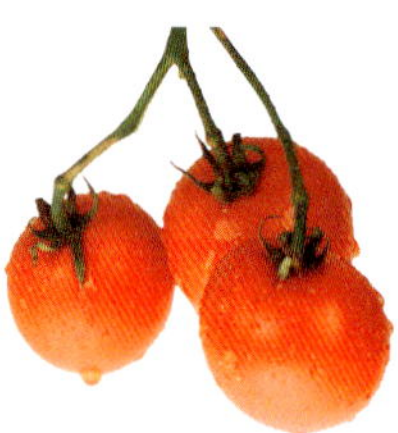

Zubereitung: Mehl, Salz und Backpulver in eine Schüssel geben und mit Quark, Öl und Milch zu einem glatten Teig verkneten. Ein Backblech gut einfetten und darauf den Pizzateig dünn ausrollen und mit Tomatenmark bestreichen. Die Zwiebel in Ringe, die Tomaten in Scheiben schneiden und beides auf dem Teig verteilen. Zum Schluss die Gewürze gleichmäßig darüberstreuen und im Backofen bei 200 °C 20 bis 25 Min. backen.

1 mg Cholesterin, 8 g Ballaststoffe, 1280 kJ (306 kcal)

Spagetti mit Pilzen

Zutaten:

60 g Vollkornspagetti (ohne Ei)
Salzwasser
5 g Margarine
10 g Zwiebeln, gewürfelt
150 g Champignons, in dünne Scheiben geschnitten
50 ml Gemüsebrühe
1 EL Kondensmilch, 4 % Fett
Salz
1 TL Essig
1 TL Petersilie, gehackt

Zubereitung: Die Nudeln in reichlich Salzwasser kochen. Zwiebeln und Champignons mit Margarine andünsten und anschließend mit Brühe aufgießen. Kondensmilch dazugeben und mit den Gewürzen und der Petersilie abschmecken.

1 mg Cholesterin, 8,2 g Ballaststoffe, 1327 kJ (316 kcal)

Möhren-Sticks

Zutaten:

125 g Möhren

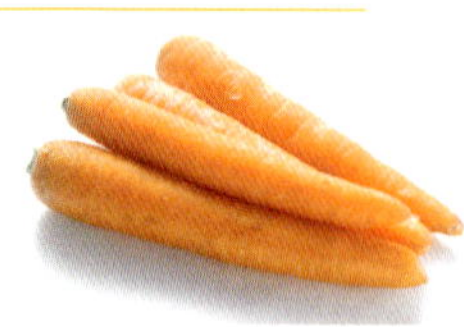

1 mittelgroße Knoblauchzehe
1/2 TL Salz
Petersilie
1 EL Weinessig
Cayennepfeffer
1 1/2 EL Olivenöl
Oregano

Zubereitung: Die geputzten Möhren in kochendem Wasser 20 Min. ziehen lassen, dann längs vierteln und in 5 cm lange Sticks schneiden. Knoblauch fein hacken und eine Marinade aus Essig, Olivenöl und den Gewürzen herstellen. Diese mit den Möhren und dem Knoblauch gut mischen, lange – am besten 24 Std. – durchziehen lassen. Vor dem Servieren mit Petersilie garnieren.

0,2 mg Cholesterin, 3,8 g Ballaststoffe, 833 kJ (199 kcal)

Fleischgerichte

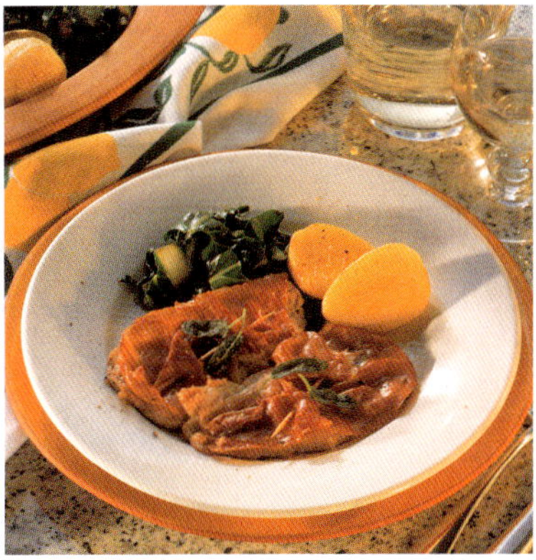

Puten-Saltimbocca

Zutaten:

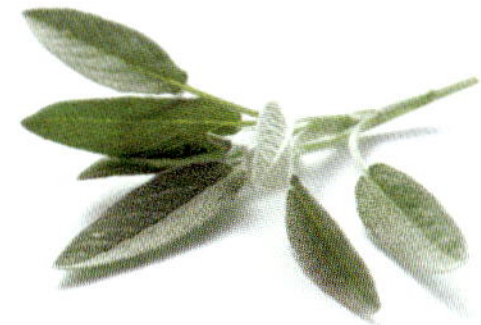

50 g Putenschnitzel
10 g Lachsschinken
Salbeiblatt
Salz
Pfeffer
5 g Maiskeimöl

Zubereitung: Das Putenschnitzel salzen und pfeffern, jeweils mit Schinken und Salbeiblatt belegen und anschließend in Öl von beiden Seiten goldbraun braten.

38,6 mg Cholesterin, 2,8 g Ballaststoffe, 822 kJ (196 kcal)

Warmer Hühnchensalat

Zutaten:
15 g Reis
100 g Hühnerbrust ohne Haut
100 g frische Champignons
65 g Tomate
25 g Gemüsemais
1 EL Essig
Kräutersalz
Paprikapulver
Pfeffer
frische Kräuter

Geben Sie in den Hühnchensalat mal einige Ananas- und Mangowürfelchen: Schmeckt wunderbar exotisch!

Zubereitung: Reis in Salzwasser garen. Die Hühnerbrust in feine Streifen schneiden, Champignons in feine Scheiben schneiden und Fleisch und Pilze in einer beschichteten Pfanne bei mittlerer Temperatur gar dünsten.
Die Tomate entkernen und in kleine Würfel schneiden, Mais abtropfen lassen, Kräuter fein

hacken. Aus Essig und Gewürzen eine Marinade anrühren. Diese anschließend über die heiße Pilzmischung gießen und Tomate, Mais und Kräuter unterheben. Warm servieren.

60 mg Cholesterin, 4,3 g Ballaststoffe, 846 kJ (197 kcal)

Schinkennudeln
Zutaten:
40 g Vollkornnudeln
1 TL Margarine
10 g Zwiebel
50 g Möhren
50 g Zucchini
50 g magerer Schinken ohne Fettrand
Salz
Pfeffer
Petersilie, fein gehackt

Zubereitung: Nudeln in reichlich Salzwasser bissfest kochen und abtropfen lassen. Das Gemüse, die Zwiebel und den Schinken in Würfel schneiden. Zwiebel in Margarine glasig dünsten, das klein geschnittene Gemüse zugeben, etwas Wasser angießen und gar dünsten. Den Schinken unterheben und gut verrühren. Anschließend mit den noch heißen Nudeln vermischen und noch einmal erwärmen. Mit Salz und Pfeffer würzen und Petersilie darüberstreuen.

35 mg Cholesterin, 7 g Ballaststoffe, 1243 kJ (297 kcal)

Verwenden Sie auch einmal Tomaten statt der Möhren und Basilikum statt der Petersilie und Sie erhalten leckere Schinkennudeln italienische Art.

Fischgerichte

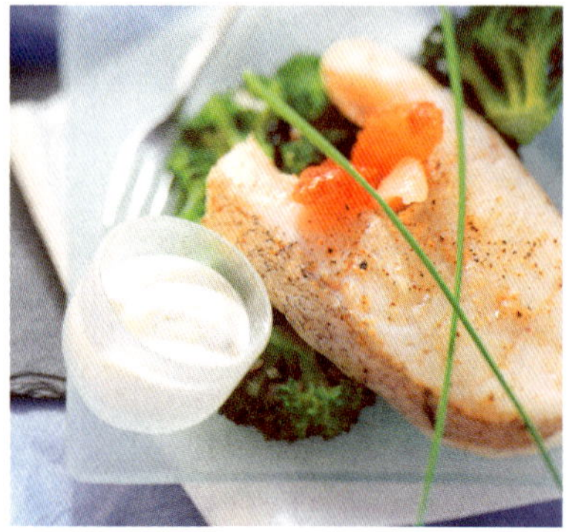

Eingelegte Scholle
Zutaten:
125 g Scholle
15 g Zwiebel
50 g Gewürzgurke
1 Nelke
30 ml Wasser
30 ml Essig
1/2 Lorbeerblatt
2 Pfefferkörner
Dill

Zubereitung: Scholle häuten und die Gräten entfernen. Die Filets gut waschen und trockentupfen. Zwiebel und Gurke in Scheiben schneiden. Schollenfilet, Zwiebel, Gurke und Dill abwechselnd in ein großes Glas schichten. Essig, Wasser, Lorbeerblatt, Pfefferkörner und Nelke zusammen aufkochen und abkühlen lassen. Eingeschichteten Fisch mit der Marinade übergießen. Das Gefäß verschließen und etwa 24 Std.

durchziehen lassen. Vor dem Servieren die Filets abtropfen lassen.

69 mg Cholesterin, 0,6 g Ballaststoffe, 454 kJ (108 kcal)

Kabeljausalat

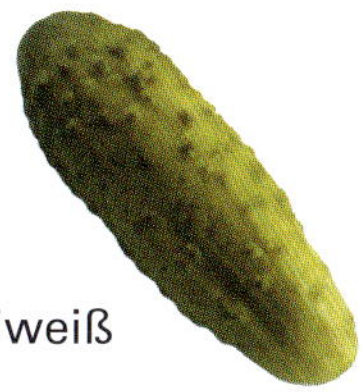

Zutaten:
100 g Kabeljau
20 g Margarine
1/8 l Wasser
1 hart gekochtes Eiweiß
50 g Gewürzgurke
1 EL fettarmer Jogurt
1 EL Zitronensaft
1 TL Senf
Salz, Pfeffer

Zubereitung: Kabeljaufilet in der Margarine andünsten, mit Wasser aufgießen und gar ziehen lassen. Nach dem Garen würfeln. Eiweiß und Gewürzgurke in Würfel schneiden. Für die Marinade Jogurt, Zitronensaft, Senf, Salz und Pfeffer verrühren. Die Soße über Fisch, Gurke und Eiweiß geben und mischen. Das Ganze kühl stellen und durchziehen lassen.

32,4 mg Cholesterin, 0,2 g Ballaststoffe, 1226 kJ (292 kcal)

Barsch in pikanter Marinade

Zutaten:
100 g Barsch
50 g Zwiebel
50 g Tomate
50 g Paprikaschote
1 TL Senf
1 EL Meerrettich
1 Prise Knoblauchsalz
Zucker, Pfeffer
2 EL Essig
1 EL Öl
1 hart gekochtes Ei
20 g Kräuter nach Belieben

Zubereitung: Barsch in Öl andünsten und nach dem Garen in Würfel schneiden. Zwiebel, Tomate und Paprikaschote ebenfalls würfeln. Für die Marinade Senf, Meerrettich, Knoblauchsalz, Pfeffer, Zucker, Essig, klein gehackte Kräuter und Eiweiß vermischen.

38,6 mg Cholesterin, 5,1 g Ballaststoffe, 1239 kJ (295 kcal)

Süßspeisen

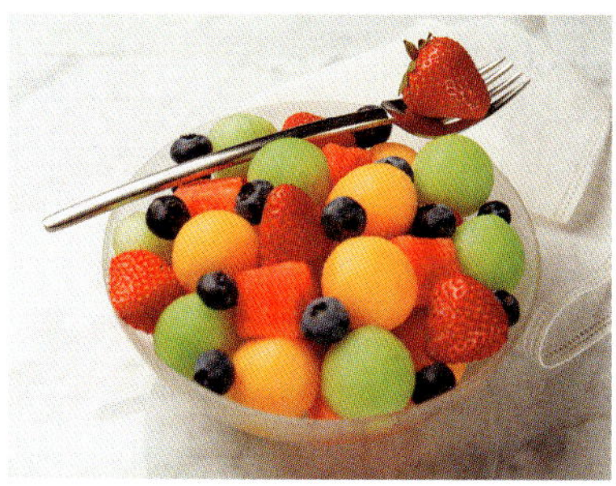

Apfelauflauf

Zutaten:
30 g Weizenvollkornmehl
15 g Margarine
150 g Äpfel
1 EL Milch (1,5% Fett)
Süßstoff

Kabeljau galt lange Zeit als Billigfisch. Er hat aber delikates, festes weißes Fleisch, das sehr aromatisch schmeckt.

Zimt
Schale einer unbehandelten Zitrone
50 g Erdbeeren
3 EL Wasser
1 TL Stärkemehl

Zubereitung: Das Mehl in eine Schüssel geben und mit der Margarine bröslig rühren. Äpfel vierteln, entkernen, grob raffeln und mit der Milch zugeben. Teig mit Süßstoff, Zimt und Zitronenschale abschmecken. Die Masse in eine glatte, feuerfeste Form füllen und bei 200 °C 10 bis 15 Min. backen. Danach Erdbeeren pürieren, Stärkemehl mit Wasser anrühren und zu den pürierten Erdbeeren geben. Das Ganze kurz aufkochen und mit Süßstoff abschmecken. Die Erdbeersauce über den Auflauf gießen und sofort heiß servieren.

1 mg Cholesterin, 5 g Ballaststoffe, 1297 kJ (310 kcal)

Der Kirschreis schmeckt auch mit roten Johannisbeeren ausgezeichnet.

Kirschreis

Zutaten:
50 g Naturreis
50 ml Magermilch
50 ml Wasser
1/4 Vanilleschote
Schale von 1/2 unbehandelten Zitrone
Zimt
Süßstoff
100 g entsteinte Sauerkirschen, ohne Zucker
10 g gehackte Walnüsse

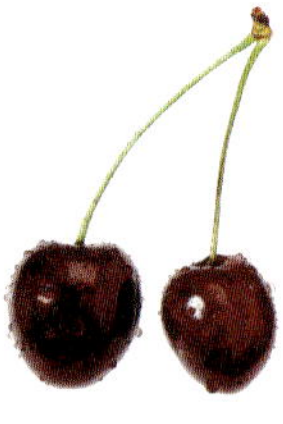

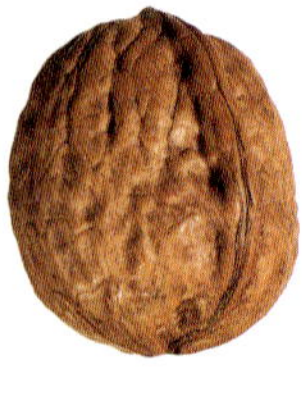

Zubereitung: Den Reis mit Milch, Wasser, dem Mark der Vanilleschote, der ausgekratzten Schote und der Zitronenschale aufkochen und dann auf kleiner Flamme köcheln, bis der Reis weich ist. Vanilleschote herausnehmen, den Milchreis mit den Kirschen und den Walnüssen mischen und mit Zimt und Süßstoff abschmecken.

3 mg Cholesterin, 4 g Ballaststoffe, 1317 kJ (315 kcal)

Himbeerpfannkuchen

Zutaten:
50 g Buchweizenmehl
70 ml Wasser
1 TL Öl
1 TL Öl zum Ausbacken
150 g Himbeeren

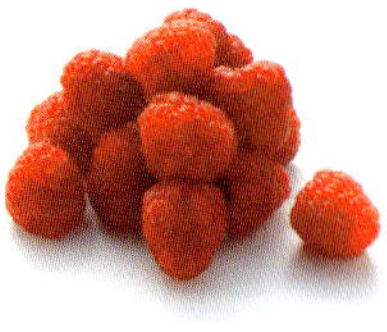

Zubereitung: Buchweizenmehl, Wasser und Öl zu einem Teig verrühren und 30 Min. quellen lassen. Aus dem Teig 2 kleine Pfannkuchen ausbacken. Frische Himbeeren darauf verteilen. Tipp: Es eignen sich auch rote Johannisbeeren oder Heidelbeeren.

0 mg Cholesterin, 9 g Ballaststoffe, 1289 kJ (308 kcal)

Exotischer Fruchtsalat

Zutaten:
50 g Ananas
50 g Kiwi
50 g Mango

25 g Granatapfel
25 g frische Feige
Süßstoff
Saft einer unbehandelten Zitrone

Zubereitung: Alle Obstsorten schälen und in kleine Stücke schneiden. Den Granatapfel halbieren und die Kerne herausschälen. Das Obst gut mischen und mit Zitronensaft und Süßstoff abschmecken.

0 mg Cholesterin, 3,4 g Ballaststoffe, 455 kJ (107 kcal)

Roter Beerensalat
Zutaten:
50 g Erdbeeren
50 g Himbeeren
50 g Heidelbeeren
50 g Brombeeren
Süßstoff
Saft einer unbehandelten Zitrone
Minze- oder Zitronenmelisseblätter

Zubereitung: Alle Beeren waschen und entstielen. Die Erdbeeren vierteln. Das Obst mit Süßstoff und Zitronensaft mischen. Mit Minze- oder Zitronenmelisseblättern hübsch garnieren.

0 mg Cholesterin, 7,5 g Ballaststoffe, 418 kJ (100 kcal)

Zitrusfruchtsalat
Zutaten:
100 g Orange
50 g Grapefruit
Süßstoff
Saft einer unbehandelten Zitrone
1 TL gehackte Walnüsse
Zitronenmelisse

Zubereitung: Die zerkleinerte Orange und Grapefruit mischen, mit Süßstoff und Zitronensaft abschmecken, die Nüsse untermengen. Anschließend nach Belieben fein gehackte Zitronenmelisse untermischen.

0 mg Cholesterin, 2,5 g Ballaststoffe, 406 kJ (99 kcal)

Erdbeerspeise
Zutaten:
100 g Erdbeeren
50 g Magerquark
3 Blatt Gelatine
Eiweiß von 1 Ei
Süßstoff

Zubereitung: Gelatine einweichen, Erdbeeren pürieren und mit Süßstoff abschmecken. Die aufgelöste Gelatine unterrühren, im Kühlschrank kalt stellen und ansteifen lassen, 1 TL Quark zurückbehalten. Quark und steif geschlagenes Eiweiß mischen, Erdbeerpüree in Schälchen füllen und mit Quarktupfern garnieren.

0,5 mg Cholesterin, 2 g Ballaststoffe, 394 kJ (96 kcal)

Apfeldessert
Zutaten:
100 ml Buttermilch
1 Apfel, ca. 100 g

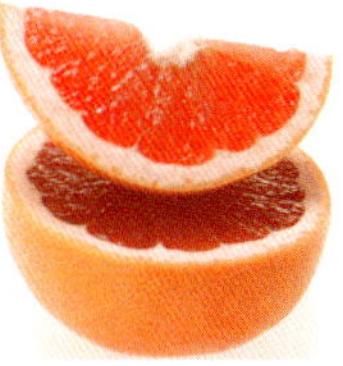

Mit frischen Himbeeren schmeckt diese Quarkspeise ebenfalls ganz besonders lecker.

Süßstoff
Mark von 1/4 Vanilleschote
abgeriebene Schale von 1/4 unbehandelten Zitrone
1 1/2 Blatt Gelatine

Zubereitung: Gelatine einweichen und auflösen und mit allen Zutaten außer dem Apfel gleichmäßig verrühren, Apfel schälen, entkernen, in Spalten schneiden. Apfelstücke in Schälchen legen und sofort mit der Creme bedecken. Im Kühlschrank steif werden lassen.

4 mg Cholesterin, 2 g Ballaststoffe, 398 kJ (97 kcal)

Sorbet mit frischen Erdbeeren
Zutaten:
200 g frische Erdbeeren
50 ml Apfelsaft
1 TL Saft einer ungespritzten Zitrone
etwas abgeriebene Zitronenschale
Süßstoff

Zubereitung: Die gewaschenen und geputzten Erdbeeren mit dem Apfel- und dem Zitronensaft pürieren und mit Zitronenschale und Süßstoff abschmecken. Anschließend in einem Gefäß etwa 2 Std. im Tiefkühlfach gefrieren. Dann kurz antauen lassen, mit einem Messer grob zerschlagen und dann mit dem Pürierstab sämig rühren.

0 mg Cholesterin, 4 g Ballaststoffe, 385 kJ (92 kcal)

Statt mit Apfelsaft können Sie das Erdbeersorbet auch sehr gut mit Orangensaft zubereiten. Schmeckt besonders fruchtig!

Jogurtcreme
Zutaten:
100 g fettarmer Jogurt
50 ml Magermilch
1 1/2 Blatt Gelatine
etwas Zitronensaft
50 g Kirschen

Zubereitung: Die Gelatine einweichen, alle Zutaten außer den Kirschen vermischen. Gelatine auflösen, unterrühren und abschmecken. In kleine Förmchen füllen und im Kühlschrank fest werden lassen. Anschließend auf Teller stürzen und mit Kirschen dekorativ garnieren.

2,4 mg Cholesterin, 1 g Ballaststoffe, 394 kJ (96 kcal)

Himbeerdessert
Zutaten:
50 g Himbeeren
Süßstoff
100 g Apfelmus ohne Zucker
1/2 Blatt Gelatine
10 g Magerquark

Zubereitung: Gelatine einweichen, Himbeeren pürieren und mit Süßstoff süßen. Die aufgelöste Gelatine in das Apfelmus rühren und im Kühlschrank ansteifen lassen. Den Quark unterheben. Die Creme in Schälchen füllen und Himbeerpüree darübergeben.

0 mg Cholesterin, 4,2 g Ballaststoffe, 443 kJ (105 kcal)

Getränke

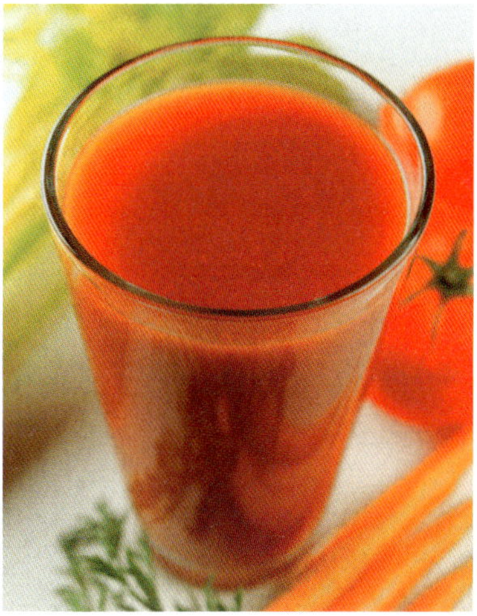

Morgendrink
Zutaten:
125 ml fettarme Milch
10 g Vollkornhaferflocken
1 TL Sanddornbeerensaft
Süßstoff nach Geschmack

Zubereitung: Alle Zutaten gut mixen, evtl. mit Süßstoff abschmecken, sofort servieren.

0 mg Cholesterin, 0,7 g Ballaststoffe, 406 kJ (97 kcal)

Vitamindrink
Zutaten:
60 g gehäutete Tomate
10 g Zwiebel
1 EL fein gehackter Dill
30 g Magerquark
200 ml Buttermilch

Zubereitung: Tomate entstielen, blanchieren, kalt abschrecken, häuten und im Mixer pürieren. Zwiebel und Dill fein hacken. Magerquark und Buttermilch verrühren, abschmecken. Alles vermengen, nochmals kurz durchmixen. Gekühlt servieren.

0 mg Cholesterin, 1,5 g Ballaststoffe, 448 kJ (107 kcal)

Grapefruitdrink
Zutaten:
1/8 l frisch gepresster Grapefruitsaft ohne Zucker
1/8 l Buttermilch
Süßstoff, Zimt nach Belieben

Zubereitung: Alle Zutaten mischen oder mit dem Schneebesen verquirlen. Mit Zimt und Süßstoff abschmecken.

5 mg Cholesterin, 0 g Ballaststoffe, 390 kJ (93 kcal)

Karotten-Buttermilch-Drink
Zutaten:
150 ml Buttermilch
150 ml Karottensaft
Süßstoff
Saft einer unbehandelten Zitrone

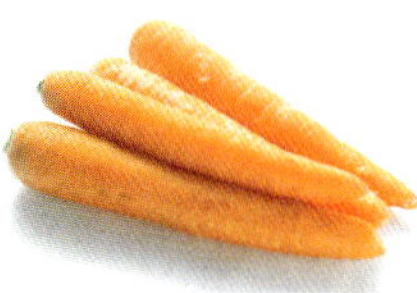

Zubereitung: Buttermilch mit Karottensaft verquirlen, süßen und mit Zitronensaft abschmecken.

6 mg Cholesterin, 3,4 g Ballaststoffe, 407 kJ (97 kcal)

Kiwis enthalten viel Vitamin C. Sie entwickeln nur im reifen Zustand ihren vollen Geschmack. Der ist erreicht, wenn die Schale auf Fingerdruck nachgibt.

Spinat-Buttermilch-Drink

Zutaten:
50 g frischer Spinat
50 g Apfel
1 Msp. Petersilie
150 ml Buttermilch
1 TL Saft einer unbehandelten Zitrone
weißer Pfeffer
Knoblauchpulver

Zubereitung: Spinat waschen und putzen und ungekocht zusammen mit dem Apfel im Mixer pürieren. Die fein gehackte Petersilie und die Buttermilch hinzufügen. Mit Knoblauch, weißem Pfeffer und Zitronensaft abschmecken. Gut gekühlt servieren.

6 mg Cholesterin, 2,2 g Ballaststoffe, 360 kJ (88 kcal)

Apfel-Jogurt-Mix

Zutaten:
1 säuerlicher, mittelgroßer Apfel
1 TL Zitronensaft
75 g Jogurt, 1,5 % Fett
150 ml kohlensäurearmes Mineralwasser

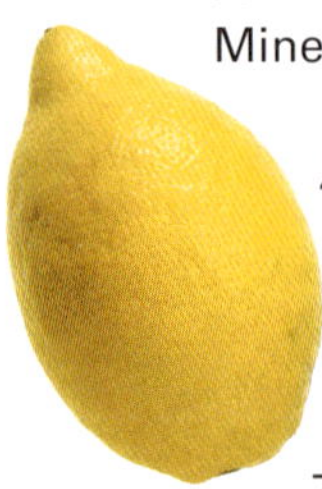

Zubereitung: Den geschälten Apfel halbieren und entkernen. Eine Hälfte des Apfels in kleine Stücke schneiden und mit Zitronensaft beträufeln. Die andere Hälfte ebenfalls in Stücke schneiden und im Mixer pürieren. Das Mineralwasser gut mit dem Jogurt verquirlen und in ein Glas füllen. Die zerkleinerten Apfelstücke auch ins Glas geben und unterrühren.

3,8 mg Cholesterin, 2,4 g Ballaststoffe, 406 kJ (97 kcal)

Kiwi-Orangen-Cooler

Zutaten:
100 g reife Kiwi
100 ml frisch gepresster Orangensaft
kohlensäurehaltiges, eisgekühltes Mineralwasser
Süßstoff

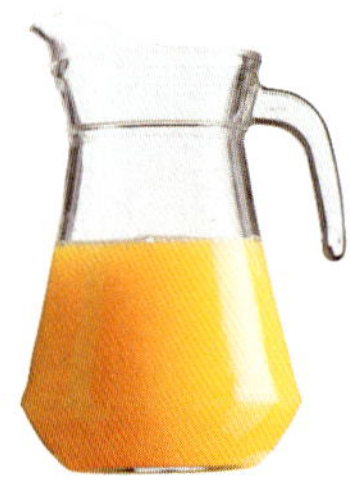

Zubereitung: Die geschälten Kiwis in grobe Stücke schneiden und mit der Gabel oder im Mixer zerkleinern. Das Ganze in ein Glas geben und mit dem Orangensaft verrühren. Mineralwasser dazugießen, umrühren und mit etwas Süßstoff abschmecken.

0 mg Cholesterin, 2,2 g Ballaststoffe, 406 kJ (97 kcal)

Jogurt-Shake

Zutaten:
125 g Himbeeren
100 g fettarmer Jogurt
Süßstoff
evtl. etwas Zitronensaft

Zubereitung: Alle Zutaten in den Mixer geben und verrühren.

5 mg Cholesterin, 5,6 g Ballaststoffe, 434 kJ (104 kcal)

Orangen-Schoko-Drink

Zutaten:
3 g Kakaopulver
100 ml Milch, 1,5 % Fett
100 ml frisch gepresster Orangensaft
Süßstoff nach Belieben

Zubereitung: Alle Zutaten in den Mixer geben, verrühren und frisch servieren.

5 mg Cholesterin, 0 g Ballaststoffe, 424 kJ (102 kcal)

Summertime

Zutaten:
100 ml Grapefruitsaft
Saft je 1/2 Orange und Zitrone
20 g Honigmelone
3 Blätter Basilikum
50 ml Bitter Lemon „light"

Zubereitung: Die Obstsäfte mit der geschälten, entkernten und gewürfelten Melone und den ganzen Basilikumblättern ansetzen, am besten 1 bis 2Tage vorher. Im Kühlschrank oder kühlen Keller ziehen lassen. Vor dem Verzehren mit Bitter Lemon aufgießen.

0 mg Cholesterin, 0,3 g Ballaststoffe, 306 kJ (73 kcal)

Früchtemilch

Zutaten:
100 g gemischte frische oder tiefgefrorene Früchte (z. B. Beeren, Aprikosen, Pfirsiche)
150 ml fettarme Milch
Süßstoff
gemahlener Zimt und Vanilleschote nach Geschmack

Zubereitung: Zutaten im Mixer pürieren, mit Süßstoff, Zimt und Vanille abschmecken und gekühlt servieren.

7,5 mg Cholesterin, 2 g Ballaststoffe, 430 kJ (103 kcal)

Pinky

Zutaten:
150 ml Buttermilch
100 ml schwarzer Johannisbeersaft
Zitronensaft, Süßstoff

Zubereitung: Alle Zutaten gut miteinander verrühren oder im Mixer mischen.

6 mg Cholesterin, 0 g Ballaststoffe, 440 kJ (106 kcal)

Buttermilchdrink

Zutaten:
200 g Buttermilch
100 g Tomatensaft
25 g Magerquark
1 Prise Salz, Süßstoff
Dill

Zubereitung: Alle Zutaten im Mixer verrühren und gut gekühlt servieren.

8 mg Cholesterin, 0 g Ballaststoffe, 433 kJ (105 kcal)

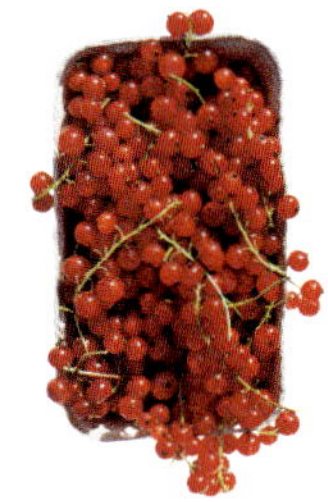

Buttermilch enthält viel Kalzium, das für eine feste Knochensubstanz benötigt wird. Dabei enthält sie aber wenig Fett.

Sport treiben

Sport hält jung

Untersuchungen haben gezeigt, dass ein Mangel an körperlicher Bewegung dazu beiträgt, dass sich Erkrankungen wie Fettstoffwechsel- und Kreislaufstörungen, Gicht oder das metabolische Syndrom entwickeln. Weitere Studien haben ergeben, dass Menschen über 50 und älter, die regelmäßig Ausdauertraining betreiben, die körperliche Fitness von etwa 30-jährigen untrainierten Personen aufweisen. Sport macht also tatsächlich jünger. Das biologische Alter von Sporttreibenden liegt häufig um 10 bis 20 Jahre unter ihrem realen Alter.

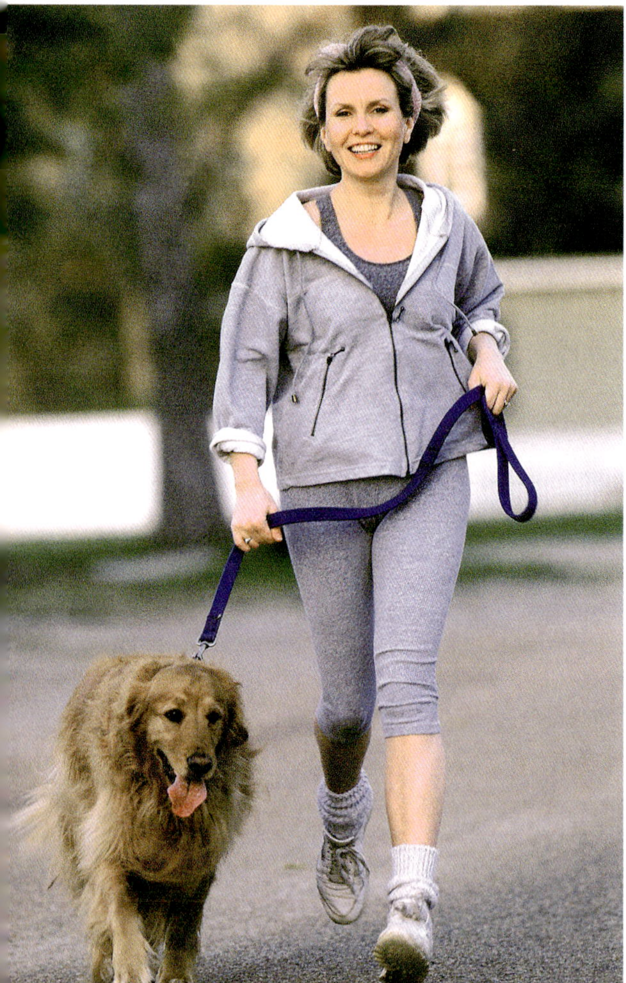

Sport hält gesund

Regelmäßige Bewegung kann die Risikofaktoren für Herz-Kreislauf-Erkrankungen günstig beeinflussen. Wird der Körper regelmäßig trainiert, so erhöht sich auf die Dauer sein Grundumsatz, also der Energieverbrauch im Ruhezustand. Das heißt, auch wenn gerade kein Sport getrieben wird, verbrennt der Körper vermehrt Kalorien. Sport trägt also wesentlich dazu bei, ein gesundes Körpergewicht zu halten bzw. Übergewicht abzubauen.

Im Hinblick auf das Cholesterin kommt es durch vermehrte körperliche Aktivität zu einer Erhöhung des HDL-Cholesterins.

Der Erfolg eines konsequenten Trainings lässt sich sehen: Bewegung macht Freude und steigert das körperliche und seelische

Wohlbefinden sowie die körperliche Leistungsfähigkeit. Das Gewicht sinkt, die Blutfettwerte, die Blutzuckerwerte bei Diabetikern und der Blutdruck verbessern sich. Wenn das nicht überzeugt!

Die Vorbereitung

Wer noch nie oder lange nicht mehr Sport getrieben hat, sollte es langsam angehen. Für Wiedereinsteiger oder Anfänger ist es in jedem Fall ratsam, sich vom Hausarzt untersuchen und beraten zu lassen. Dies gilt besonders auch für Personen mit koronaren Herzkrankheiten, für Diabetiker und bei Erkrankungen des Bewegungsapparates oder der Gelenke.
Eine sportmedizinische Untersuchung zur Bestimmung der maximalen Leistungsfähigkeit mittels Ergometrie ist besonders bei älteren Menschen empfehlenswert. Durch eine Messung des Pulses ermittelt der Arzt die Pulsfrequenz, die beim Ausdauertraining günstig und ungefährlich ist. Mit einer Pulsuhr kann man dann den eigenen Puls ständig überwachen und eine Überforderung vermeiden.
Außerdem sollte dem Körper genügend Zeit gegeben werden, sich wieder an Muskelarbeit zu gewöhnen. Daher erst einmal mit einem leichten Übungsprogramm beginnen und langsam die Dauer steigern! Auch an der Atmung kann man die Grenze zwischen richtiger und hoher Belastung erkennen. Allgemein gilt der Grundsatz, dass man sich beim Training noch ohne Keuchen oder Atemnot unterhalten können soll.
Am Anfang ist es sehr wichtig, sich nicht zu viel vorzunehmen und das persönliche Ziel nicht zu hoch zu stecken, denn sonst ist ein Scheitern vorprogrammiert. Ziele müssen erreichbar sein!
Eine Trainingseinheit von 30 bis 35 Minuten mindestens dreimal die Woche ist optimal für Gefäße und Stoffwechsel.

Sport im Alltag

Auch im Alltag kann man ganz nebenbei eine Menge für seine körperliche Fitness tun.
Hier ein paar Anregungen:

- Lieber die Treppe steigen als den Lift benützen
- Mal eine Haltestelle weit laufen und erst dann in den Bus/die U-Bahn steigen
- Das Auto öfter stehen lassen und kurze Strecken zu Fuß gehen
- Den üblichen Spaziergang ein bisschen flotter und in kürzerer Zeit durchführen

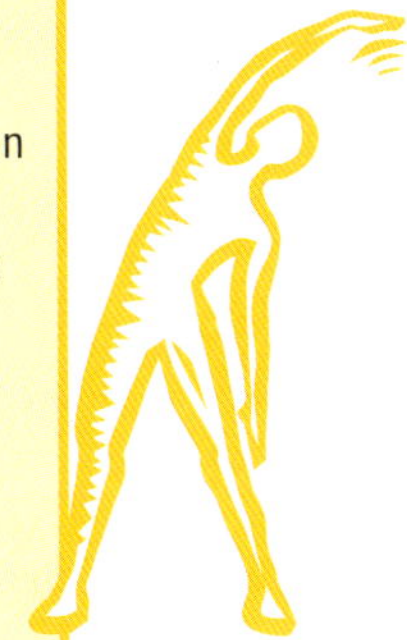

Sport und körperliche Aktivität sind das unerlässliche Basisprogramm für ein gesundes Leben.

Welcher Sport ist geeignet?

Man muss seiner Gesundheit zuliebe nicht gleich zum Leistungssportler werden. Ausdauersportarten mit wenig Aufwand reichen aus, um die persönliche Aktivität zu steigern. Ausdauersportarten mit einem relativ geringen Kraftaufwand, wie Laufen (Jogging), Nordic Walking, Radfahren, Schwimmen, Wandern oder Skilanglauf, sind bestens geeignet, sich unabhängig vom Alter sportlich zu betätigen.

Bei den genannten Sportarten steht die Ausdauer, d. h. die kontinuierliche, länger anhaltende und gleichmäßige Anstrengung, im Vordergrund. Diese Anstrengung sollte über den Pulsschlag immer kontrolliert werden. Ein Pulsmessgerät, wie es in Sportfachgeschäften erhältlich ist, hilft dabei. Für einen gesunden Menschen gilt die Faustregel, dass die körperliche Anstrengung den Puls auf höchstens 180 Schläge pro Minute minus Lebensalter erhöhen soll. Ein Beispiel: Bei einem Lebensalter von 40 Jahren sollte der Puls bei körperlicher Belastung höchstens auf 140 Pulsschläge pro Minute steigen (180 minus 40 ergibt 140).

Je länger trainiert wird, desto mehr Fett mobilisiert der Körper aus den eigenen Reserven. Aus diesem Grund sollte eine Trainingseinheit auch mindestens 30 Minuten dauern, um die bestmögliche Fettverbrennung zu erzielen.

Sportarten mit kurzfristigen Hochleistungen oder Aktivitäten mit

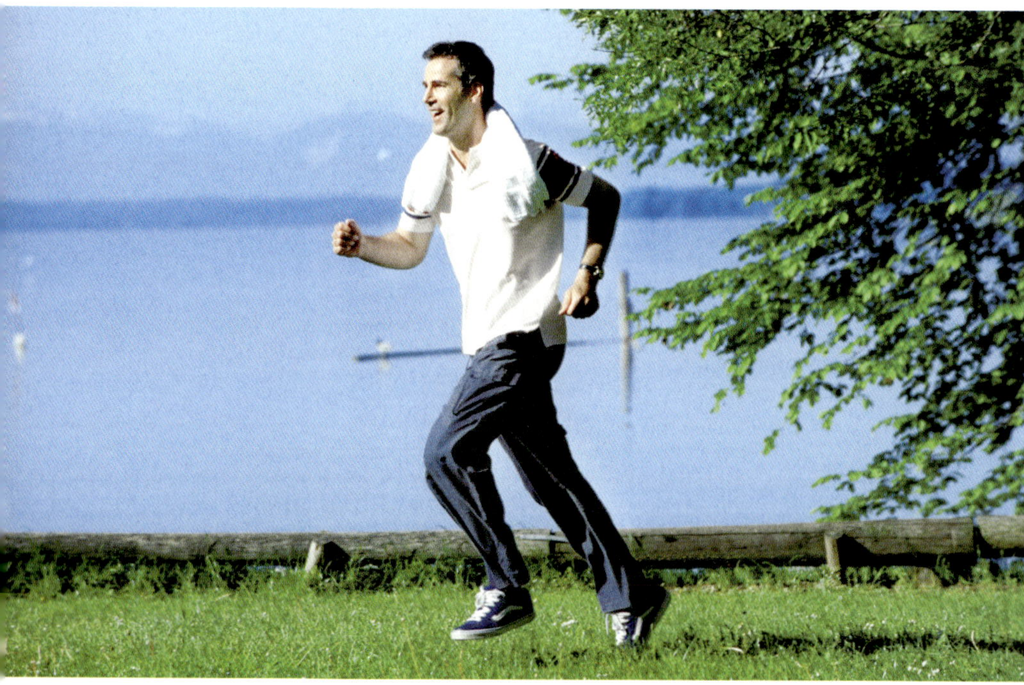

abrupten Richtungswechseln und mit Druck- oder Stoßbelastungen sind für ein Dauertrainingsprogramm ungeeignet und eher belastend für die Gelenke, insbesondere bei Übergewicht. Dazu zählen Sportarten wie z. B. Tennis, Fußball und andere Ballsportarten. Kraftsportarten wie z. B. Bodybuilding tragen zwar wenig zur Gewichtsreduktion bei, jedoch wird der Muskelaufbau gefördert. Wichtig ist auch, eine Sportart zu wählen, die es ermöglicht, bei jedem Wetter körperlich aktiv zu werden. Und wer nicht allein Sport machen will, der findet in Sportvereinen, Volkshochschulen, Fitnesscentern oder Selbsthilfegruppen Gleichgesinnte. Dort werden auch Spezialkurse und Bewegungsprogramme speziell für Übergewichtige angeboten.

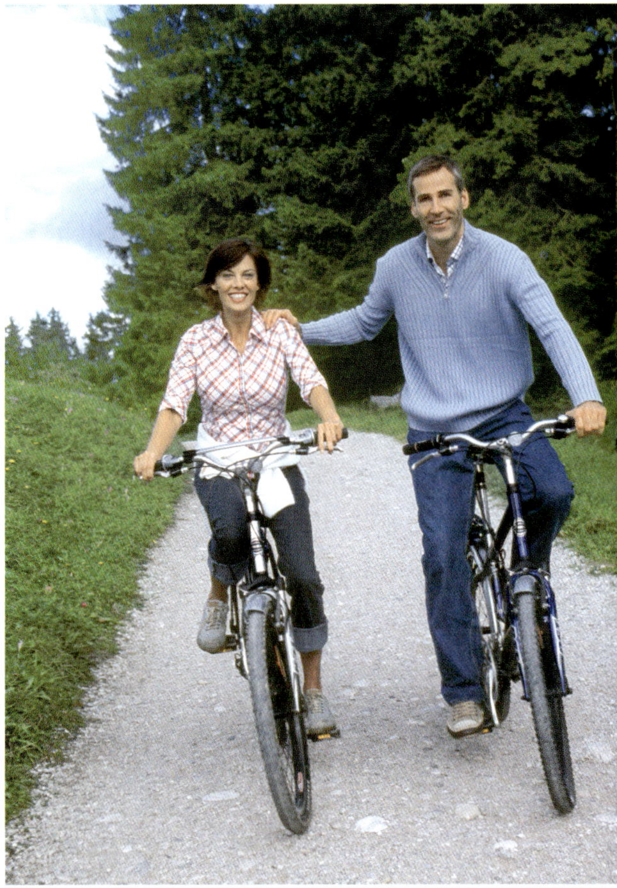

Wichtig beim Sport

- Langsam und vorsichtig beginnen!
- Keine Rekorde anstreben, das Ziel nicht zu hoch stecken!
- Überanstrengung vermeiden, lieber eine Pause einlegen. Es ist nicht gesundheitsfördernd, wenn man sich verausgabt.
- Man sollte sich während des Trainings noch unterhalten können.
- Regelmäßig trainieren. Lieber mehrmals pro Woche kürzere Trainingseinheiten als einmal pro Woche ein „Marathonlauf"!
- Das Trainingspensum langsam steigern!
- Konkrete Trainingsziele anstreben, das Erreichen solcher Ziele steigert die Motivation.
- Nicht vergessen: Sport soll Spaß machen – eventuell zu zweit oder in einer Gruppe mit Gleichgesinnten trainieren!

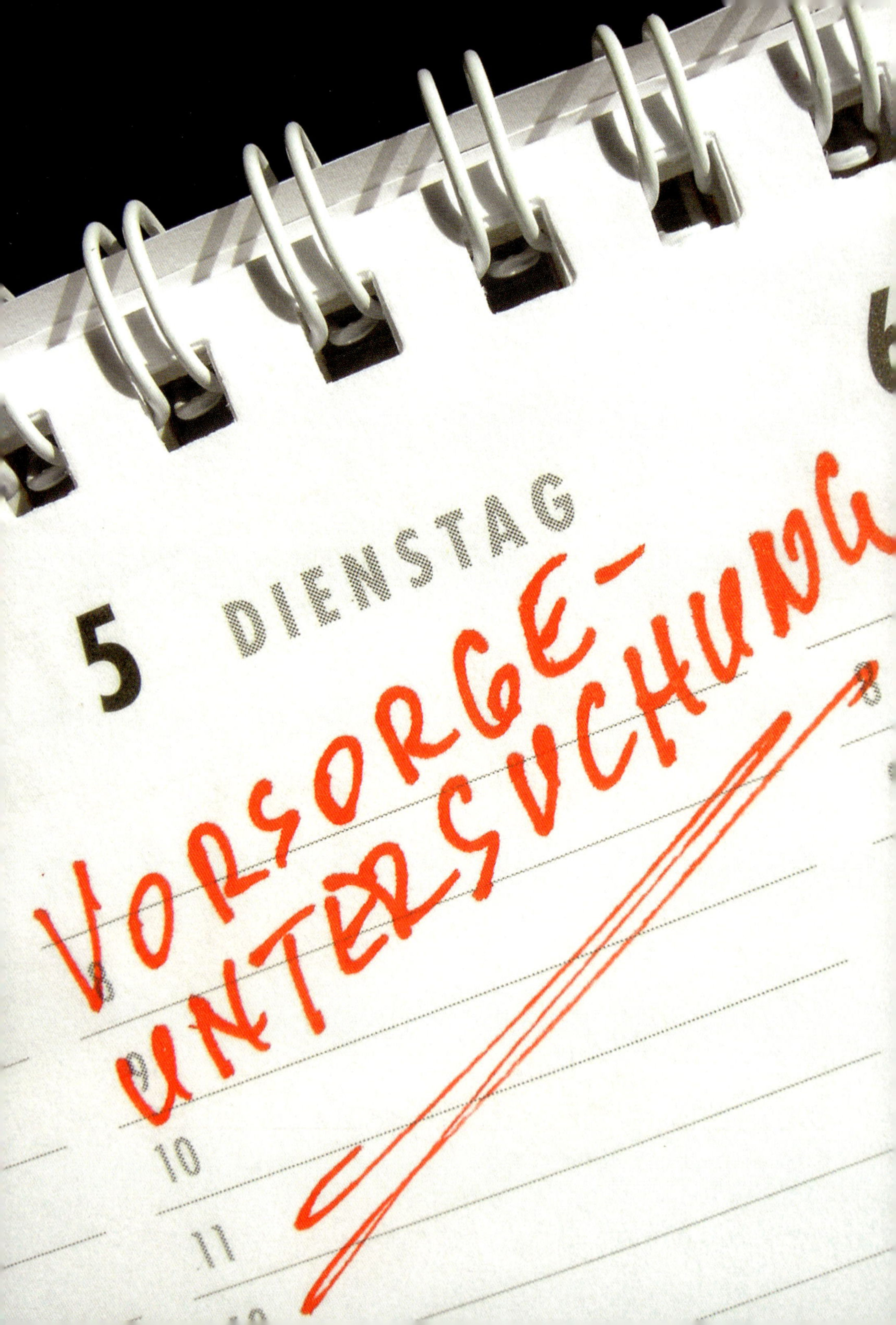
5 DIENSTAG
VORSORGE-
UNTERSUCHUNG
10
11

Wie erkenne ich einen erhöhten Cholesterinspiegel?

In der Medizin ist es nach wie vor umstritten, ab welcher Höhe und in welchem Ausmaß das Cholesterin zum Risikofaktor für Arteriosklerose werden kann. Sicher ist jedoch, dass nicht ein erhöhter Cholesterinspiegel allein schon gesundheitsgefährdend ist. Vielmehr müssen auch weitere Risikofaktoren in Betracht gezogen werden und das Verhältnis der einzelnen Blutfettwerte zueinander in eine Bewertung mit eingehen. Nur der Arzt kann dazu eine genaue Einschätzung treffen.

Cholesterinwerte und was sie aussagen

Die Messung der Cholesterinwerte ist Bestandteil der von den Krankenkassen bezahlten Vorsorgeuntersuchung, die ab dem 35. Lebensjahr alle zwei Jahre in Anspruch genommen werden kann. Aber bereits vorher kann eine solche Untersuchung ratsam sein, wenn in der Familie bereits Herz-Kreislauf-Erkrankungen vorliegen, z. B. Schlaganfall oder Herzinfarkt. Für eine rechtzeitige Vorbeugung wird bei Personen über 20 Jahren empfohlen, sich regelmäßig ein vollständiges Gesamtprofil der Blutfette erstellen zu lassen. Nur ein frühes Erkennen von gefährlich erhöhten Blutfetten kann Krankheiten verhindern oder bereits bestehende Beschwerden lindern. Personen, die bereits an Herz-Kreislauf-Problemen oder Durchblutungsbeschwerden an den Beinen leiden, sollten die Blutfette in jedem Fall regelmäßig halbjährlich prüfen lassen.

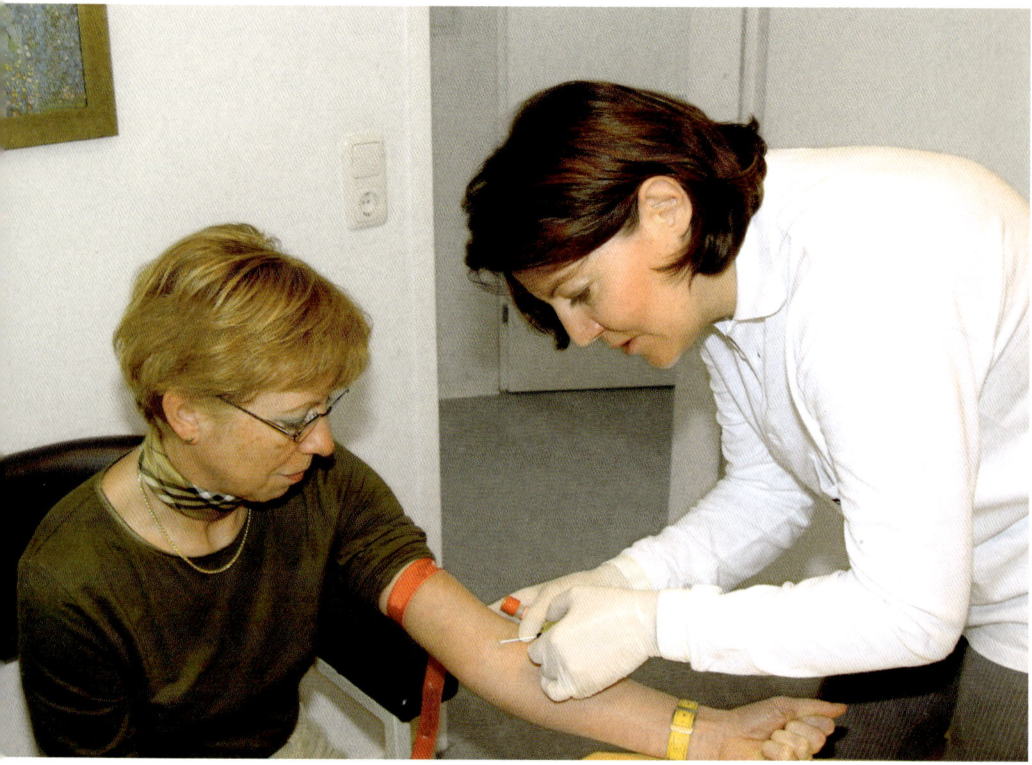

Die Ermittlung der Blutfettwerte

Wie viel Cholesterin, aber auch wie viel andere Fette im Blut vorhanden sind, kann man durch die Untersuchung einer Blutprobe ermitteln. Die Blutabnahme erfolgt dabei im nüchternen Zustand, also etwa 12 Stunden nach der letzten Nahrungsaufnahme. Es reicht hierfür schon eine kleine Menge Blut, die entweder aus der Armvene oder durch einen kleinen Stich in die Fingerkuppe gewonnen wird.

Das Ergebnis wird normalerweise in Milligramm (mg) „Blutfett“ pro Deziliter (dl), das heißt 100 Milliliter Blut, angegeben. In diesem Wert sind sowohl das LDL- als auch das HDL-Cholesterin enthalten. Der Wert gibt aber noch keinen Aufschluss darüber, in welchem Verhältnis die beiden zueinander stehen. Dieser Wert wird dann gesondert durch Bildung des Quotienten ermittelt.

Meistens werden erhöhte Blutfettwerte vom Hausarzt oder im Krankenhaus zufällig entdeckt,

Vor der Bestimmung von Blutfetten zu beachten

- Mindestens 12 Stunden vor der Blutentnahmen nichts mehr essen (auch auf eine Tasse Kaffee verzichten). Für eine Blutentnahme am Morgen um 8 Uhr sollte also am Vorabend spätestens um etwa 18 Uhr die letzte Mahlzeit eingenommen werden. Diabetiker, die diese Regelung nicht immer einhalten können, sollten auf fettreiche Mahlzeiten verzichten.
- Ist eine Blutentnahme zur Blutfettbestimmung geplant, eine Woche vorher ganz normal, d. h. wie gewohnt essen.
- Keine Diäten und Fastenkuren machen oder übermäßig Sport treiben, denn dann kommt es erst recht zu einer Verschiebung der Blutfette mit einer Erhöhung der Triglyzeride. Die Ergebnisse werden verfälscht.

Das vom Arzt ermittelte Gesamtrisiko bestimmt in jedem Einzelfall die anzustrebenden Zielwerte.

wenn eine Blutuntersuchung gemacht wird. Eine einmalig gemessene Erhöhung der Blutfette sagt noch nichts über das individuelle Arterioskleroserisiko aus. Erst mehrere Kontrollen geben Auskunft über das tatsächliche Risiko. Weitere Untersuchungen sind notwendig, wenn in der Familie eine erbliche Veranlagung für Herzkrankheiten bestehen oder sich Herzinfarkte bei den Familienmitgliedern häufen.

Was kann gemessen werden?

Der Arzt ermittelt im Blut zum einen den Gesamtcholesterinwert. Dieser setzt sich neben dem HDL- und dem LDL-Cholesterin auch noch aus anderen Blutfetten zusammen. Es werden einerseits HDL-Wert und LDL-Wert getrennt voneinander betrachtet. Zusätzlich wird der Quotient (auch „Faktor" genannt) aus beiden Werten gebildet. Dieser Quotient sollte bei Gesunden die Grenze 4 nicht überschreiten, bei Risikopatienten sollte er unter 3 liegen.

Welche Fettwerte sind anzustreben?

Gesamtcholesterin:	
unter 200 mg/dl	wünschenswert
200 bis 239 mg/dl	grenzwertig erhöht
über 239 mg/dl	hoch

Gefäßschädigendes LDL-Cholesterin:	
unter 100 mg/dl	wünschenswert
130 bis 159 mg/dl	noch gut
160 bis 189 mg/dl	grenzwertig erhöht
160 bis 189 mg/dl	erhöht
über 189 mg/dl	sehr hoch

Gefäßschützendes HDL-Cholesterin:

unter 40 mg/dl	niedrig
40 bis 60 mg/dl	normal
über 60 mg/dl	hoch

Verhältnis LDL /HDL-Cholesterin:

unter 4,0

Triglyzeride:

unter 200 mg/dl

Ermittlung des Quotienten

Das Verhältnis HDL zum Gesamtcholesterin (= VLDL, LDL, HDL) dient als Indikator für das Auftreten von arteriosklerotischen Schäden.

$$\frac{\text{Gesamt-Cholesterin}}{\text{HDL-Cholesterin}}$$

Der ermittelte Quotient sollte auf alle Fälle unter 4 liegen. Bei Patienten mit metabolischem Syndrom sollte er unter 3 liegen.

Bewertung der Ergebnisse

Gesamtcholesterin

Das Gesamtcholesterin sollte beim gesunden Erwachsenen nicht über 200 mg/dl (Milligramm pro Deziliter Blut) liegen, also zwei Gramm Cholesterin pro Liter Blut. Es ist unumstritten, dass Werte über 240 mg/dl als zu hoch einzustufen sind. Hier besteht eindeutig ein stark erhöhtes Risiko für Herz-Kreislauf-Erkrankungen. Es müssen unbedingt Behandlungsmaßnahmen eingesetzt werden, um dieses Risiko zu senken.

Es gibt keinen für alle Menschen gültigen „Normalwert" des Cholesterins. Ob der ermittelte Wert als leicht bzw. sehr erhöht gelten muss oder ob er „normal" ist, muss individuell entschieden werden.

Bei Cholesterinwerten unter 200 mg/dl besteht eine niedrige Wahrscheinlichkeit für eine Herzerkrankung.

HDL-Wert

Der HDL-Wert, der als Schutzwert angesehen wird, sollte über 40 mg/dl liegen. Sind die Werte niedriger, steigt das Risiko für gefäßverengende Erkrankungen.
Liegt der HDL-Wert über 60 mg/dl, wird dies als „negativer Risikofaktor" bezeichnet, denn ein solcher Wert neutralisiert Risikofaktoren wie familiäre Veranlagung, Rauchen oder Bluthochdruck.

Beispiel:
Gesamtcholesterin: 220 mg/dl
HDL: 60 mg/dl
Quotient: 222 : 60 = 3,7

Bewertung: Obwohl der Wert des Gesamtcholesterins leicht erhöht ist, wirkt sich der relativ hohe Wert des HDL auf den Quotienten günstig aus. Wenn keine anderen Risikofaktoren bestehen, dürfte das Arterioskleroserisiko eher gering sein.

LDL-Wert

LDL-Werte unter 100 mg/dl sind optimal, ab 130 bis 160 mg/dl grenzwertig erhöht und über 160 mg/dl bereits bedenklich. Die Obergrenze für das LDL-Cholesterin liegt bei 160 mg/dl.

Quotient

Das Verhältnis von LDL zu HDL kann sehr unterschiedlich sein. Für die Beurteilung, ob man zur Risikogruppe gehört oder nicht, ist primär die Höhe des LDL- und des HDL-Cholesterins entscheidend. Ein Ungleichgewicht zwischen LDL und HDL, d. h. wenn das schlechte Cholesterin überwiegt, ist gefährlich.

Beispiel:
Gesamtcholesterin: 210 mg/dl
HDL: 30 mg/dl
Quotient: 210 : 30 = 7

Bewertung: Der Wert des Gesamtcholesterins ist nur leicht erhöht, jedoch dürfte das Risiko für eine koronare Herzkrankheit wegen des sehr niedrigen HDL-Wertes und des schlechten Quotienten relativ hoch sein.

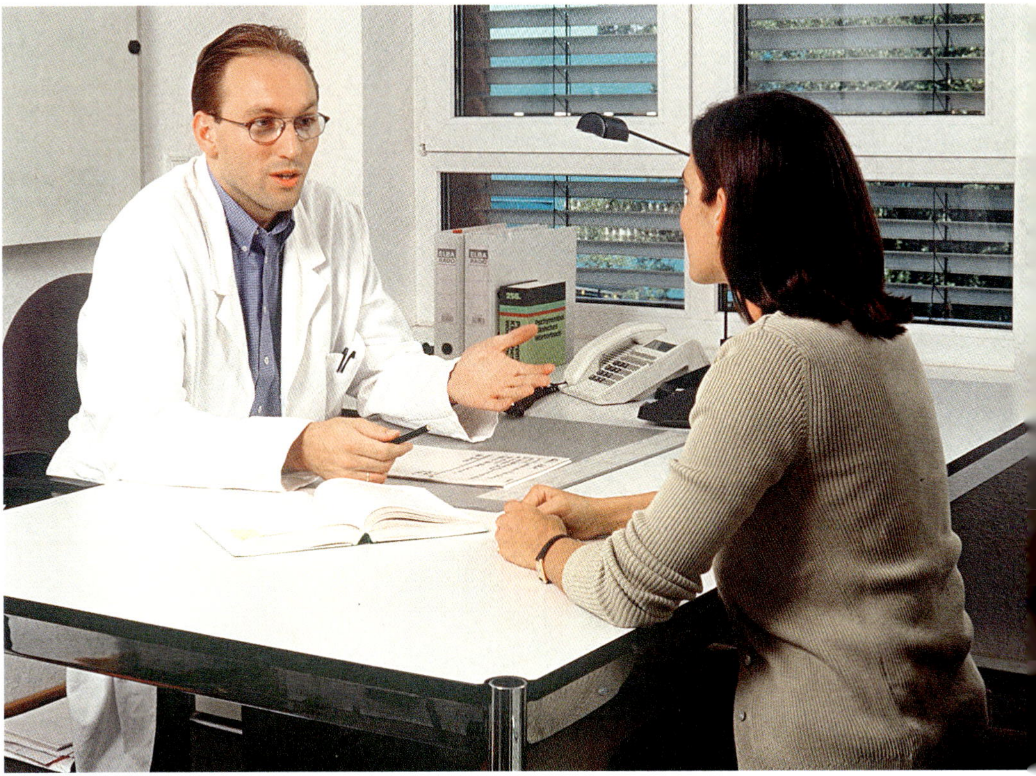

Cholesterinwerte und individuelles Risiko

Eine ungünstige Lebensweise erhöht das individuelle Risiko für Herz-Kreislauf-Erkrankungen.

Eine bloße Betrachtung des Cholesterinwertes reicht aber nicht aus, um das tatsächliche Risiko für eine Erkrankung des Herz-Kreislauf-Systems zu beurteilen. Ein erhöhter Cholesterinspiegel allein ist weniger kritisch für die Gesundheit, als wenn mehrere Risikofaktoren gleichzeitig vorliegen. Dazu gehören nicht nur mögliche erbliche Vorbelastungen, sondern auch sonstige Risikofaktoren wie Rauchen, Übergewicht, Bluthochdruck, Diabetes, Stress, Bewegungsarmut, Alter.

Sehr hohes Risiko

Das höchste Risiko, innerhalb der nächsten Jahre einen Herzinfarkt zu erleiden, besteht für so genannte (Hoch-)Risikopatienten, bei denen bereits einer Erkrankung der Herzkranzgefäße vorliegt.
Es besteht ganz eindeutig ein Zusammenhang zwischen der Höhe der Cholesterinwerte und der Häufigkeit von Todesfällen aufgrund von koronaren Herzkrankheiten (KHK). Damit meint man Herzerkrankungen wie Angina Pectoris, die durch die Verengung der versorgenden Gefäße entstehen. Das Herz kann dabei gesund und funktionstüchtig bleiben, während jedoch die Herzkranzgefäße (Koronararterien) geschädigt sind. Auch Diabetiker zählen zu dieser Gruppe, da Diabetes eine Stoffwechselerkrankung ist und

Fragen zum persönlichen Status

- Rauchen Sie?
- Haben Sie Bluthochdruck?
- Sind Sie Diabetiker?
- Haben Sie gelegentlich Herzschmerzen?
- Hat ein Blutsverwandter von Ihnen vor dem 50. Lebensjahr einen Herzinfarkt erlitten?
- Für Frauen: Nehmen Sie die Antibabypille?

Beantworten Sie die einzelnen Fragen jeweils mit „Ja" oder „Nein". Müssen Sie auch nur eine Frage mit „Ja" beantworten, sollten Sie unbedingt einen Arzt konsultieren und regelmäßig Ihre Blutfettwerte prüfen lassen.

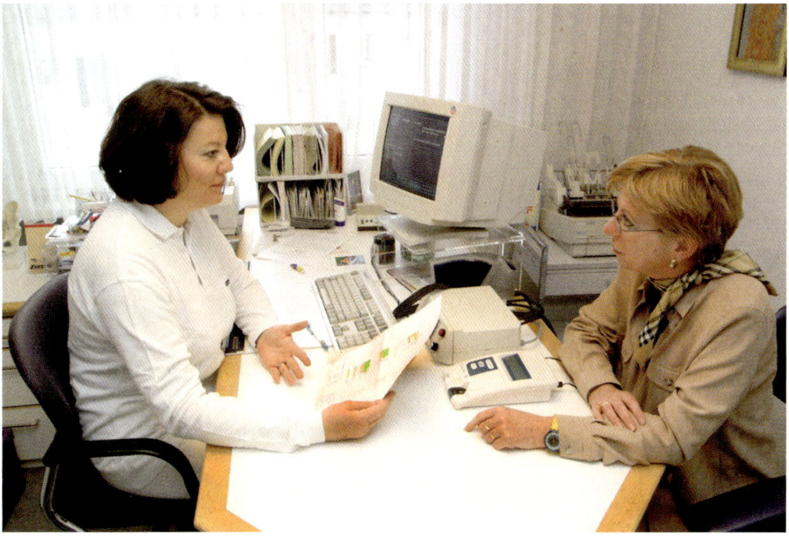

ebenfalls ein hohes Risiko für Arteriosklerose besteht.
Für diese Risikopatienten liegt die Wahrscheinlichkeit für eine akute Gefäßerkrankung bei über 20 Prozent, d. h., von 100 Patienten werden innerhalb von zehn Jahren mindestens 20 einen Herzinfarkt erleiden.
Bei einem hohen Risiko gilt ein niedrigerer LDL-Wert als Zielwert im Vergleich zu Personen, die ein weniger hohes Risiko haben. Die daraus folgende Behandlung nennt man „risikoadaptierte Therapie". Für Hochrisikopatienten gilt, das LDL-Cholesterin sollte unter 100 mg/dl sinken, um dem Risiko entgegenzuwirken. Faktoren wie Bewegungsmangel, Übergewicht oder falsche Ernährungsweise tragen zu einem erhöhten Risiko bei.

Hohes Risiko

Die zweite Gruppe bilden Personen, die zwei oder drei Risikofaktoren aufweisen. Dazu gehören beispielsweise Patienten mit Bluthochdruck, Raucher und Menschen mit einer erblichen Veranlagung für koronare Herzerkrankungen (KHK).
Die Wahrscheinlichkeit, innerhalb der nächsten zehn Jahre eine koronare Herzkrankheit auszubilden, liegt bei 20 Prozent und darunter. Bei dieser Gruppe sollte das LDL-Cholesterin nicht mehr als 130 mg/dl betragen.
Die dritte Gruppe der Risikopatienten weist null bis einen Risikofaktor auf. Das Risiko liegt hier unter 10 Prozent, der anzustrebende LDL-Cholesterin-Wert sollte unter 160 mg/dl liegen.

Um das Gesamtrisiko ermitteln zu können, müssen alle bekannten Risikofaktoren mit einbezogen werden.

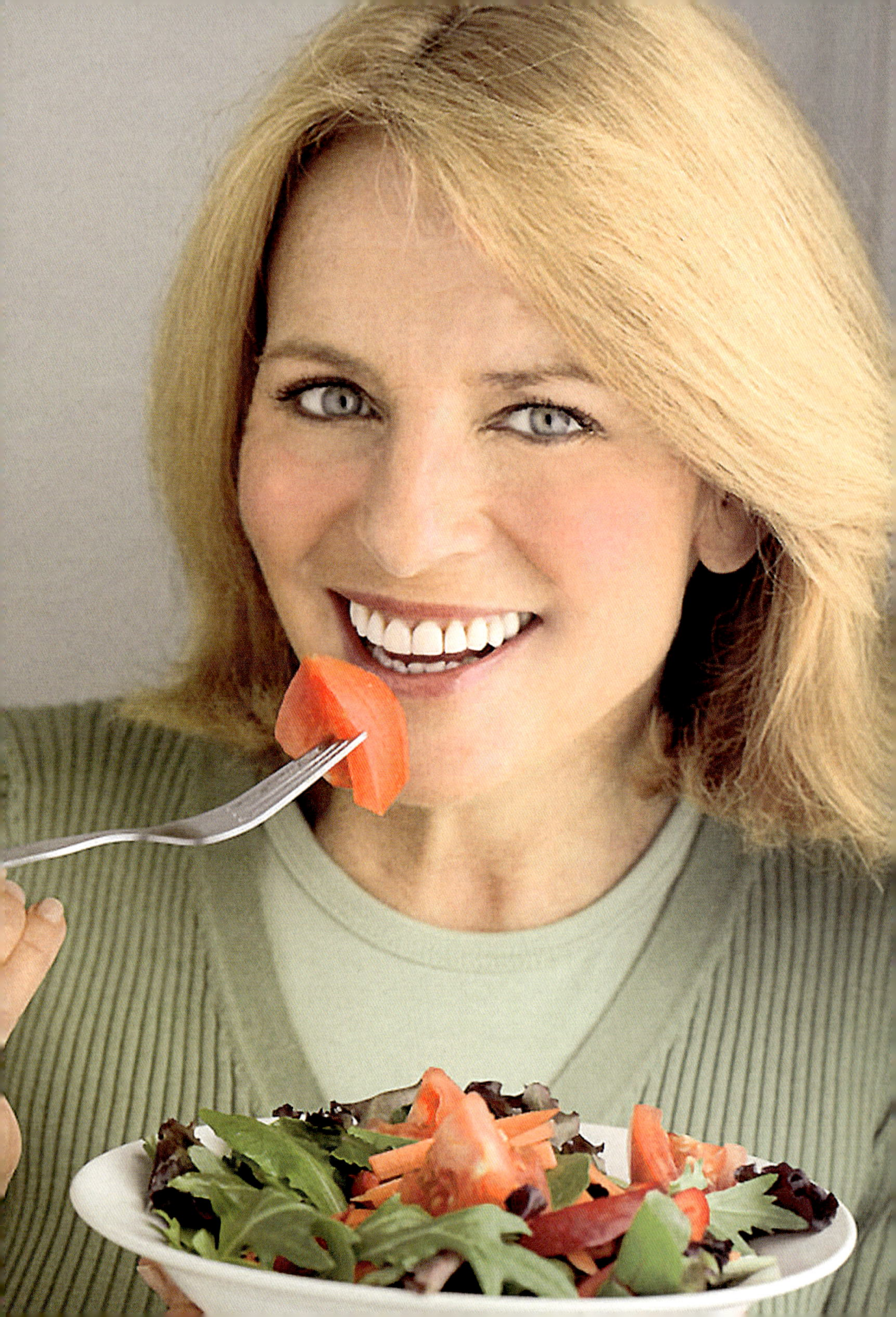

Was tun bei erhöhtem Cholesterinspiegel?

Nach der Diagnose „Erhöhter Cholesterinspiegel" sind die Betroffenen aufgefordert, selbst Verantwortung für ihre Gesundheit zu übernehmen und aktiv etwas zur Behandlung beizutragen. Gegen die häufigsten Ursachen eines gestörten Fettstoffwechsels wie falsche Ernährung, Übergewicht und mangelnde körperliche Bewegung kann jeder einzelne selbst etwas tun.
Ob die Behandlung zusätzlich mithilfe geeigneter Medikamente unterstützt werden muss, entscheidet im Einzelfall der Arzt.

Hilfe durch Selbsthilfe

Sind erhöhte Cholesterinwerte festgestellt worden, sollte der erste Schritt eine Änderung des Lebensstils sein. Der Besuch von Vorträgen über gesunde Ernährung kann helfen, falsche Verhaltensmuster zu erkennen.

Viele Betroffene können meist allein durch eine Ernährungsumstellung die Werte wieder normalisieren und damit das Risiko einer Arterienverkalkung ganz erheblich reduzieren. Auch wenn der Gesamtcholesterinwert auf 250 mg/dl und darüber ansteigt und der LDL-Wert bei 175 bis 215 mg/dl liegt, ist in manchen Fällen eine langfristige Ernährungsumstellung erfolgreich. Lassen sich die Cholesterinwerte trotz konsequenter Umstellung der Ernährungsgewohnheiten, einer Normalisierung des Gewichts und insgesamt gesunder Lebensweise nach drei bis sechs Monaten nicht senken, müssen Medikamente eingesetzt werden.

Im Folgenden erfahren Sie, was Sie selbst konkret zur Verbesserung Ihres gesundheitlichen Zustands tun können.

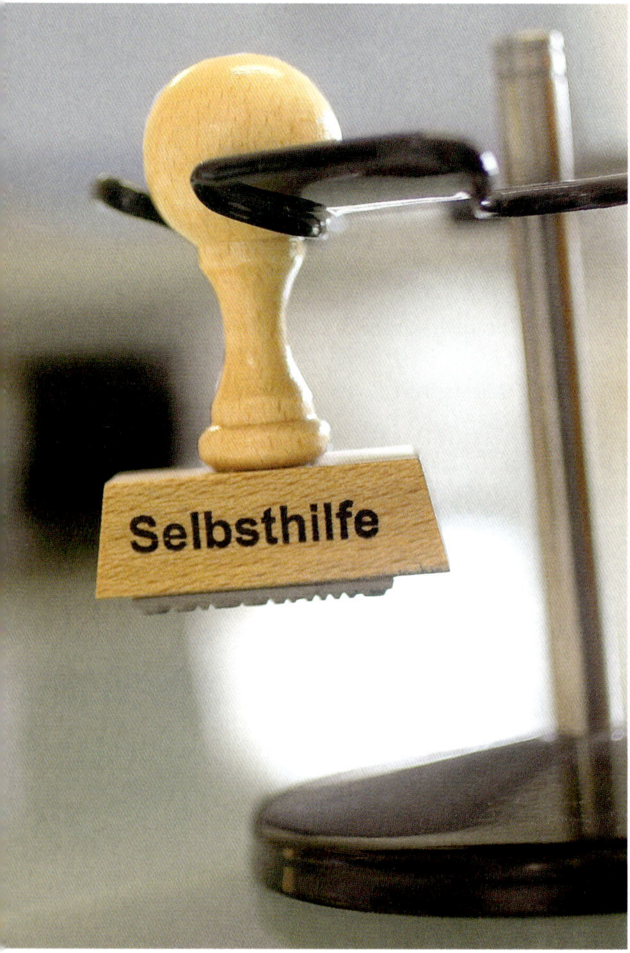

Eigenverantwortung übernehmen

Unumgänglich für eine Verbesserung des persönlichen Risikoprofils ist die Änderung der Lebensgewohnheiten. Die Voraussetzung dafür ist eine umfassende Kenntnis der Risikofaktoren. Darüber hinaus sind die Einsicht und der Wille, etwas im Leben zu ändern und für seine Gesundheit zu tun, ganz entscheidend und wichtig. Letztendlich liegt es an jedem selbst, Verantwortung für seine Gesundheit zu übernehmen und einen Lebensstil zu pflegen, der den Körper vor Krankheiten schützt bzw. bereits vorhandene Schäden minimiert.

Geduld haben und durchhalten

Allzu häufig passiert es, dass die anfängliche Hochstimmung, die bei der praktischen Umsetzung der Vorsätze im Alltag entsteht, Frust und Demotivation weicht. Deshalb ist es wichtig, sich kleine und überschaubare Ziele bei der Änderung des Lebensstils zu setzen. Bedenken Sie, dass der Abbau von Übergewicht oder das Aufgeben des Rauchens nicht von heute auf morgen funktionieren kann. Es ist vielmehr ein langfristiger Prozess in kleinen Schritten. Vielleicht werden Sie auch einmal kleinere Rückschläge erleben. Davon sollten Sie sich aber nie entmutigen lassen, sondern konsequent Ihren Plan weiterverfolgen: den Körper durch eine bessere, vernünftigere Lebensweise zu unterstützen, ihm dabei zu helfen, die erhöhten Blutfettwerte auf ein angemessenes Maß zu reduzieren, und zusätzliche Risikofaktoren abzubauen.

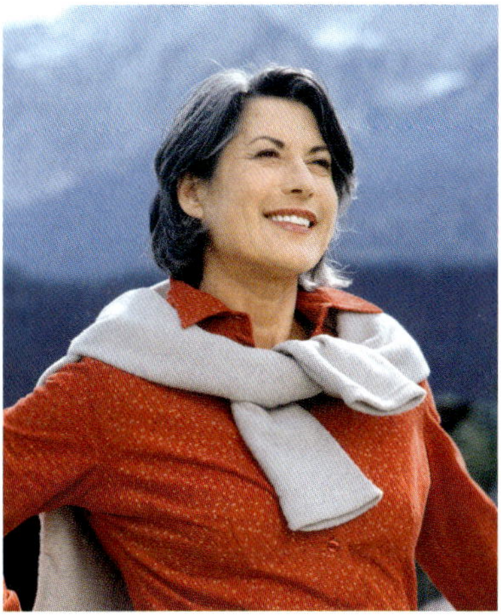

Schlechte Gewohnheiten ablegen

Gemütlich eine Zigarette rauchen, ein Glas Wein trinken, es sich auf dem Sofa bequem machen – das sind alles Dinge, die das Leben angenehmer machen. Leider machen sie es aber nicht gesünder. Nikotin, Alkohol und wenig Bewegung erhöhen das Risiko für eine Herz-Kreislauf-Erkrankung enorm und müssen deshalb so weit wie möglich reduziert werden.

Das Rauchen aufgeben
Rauchen ist in höchstem Maße gesundheitsschädlich und wird sehr schnell zu einer Sucht. Es ist einer der Hauptrisikofaktoren für Herz-Kreislauf-Erkrankungen.
Raucher haben einen schlechteren Geschmacks- und Geruchssinn, ein schlechteres Immunsystem und erwiesenermaßen eine verkürzte Lebenserwartung. Wurden nun darüber hinaus erhöhte Blutfettwerte festgestellt, ist dies ein Grund mehr, das Rauchen aufzugeben und damit sein persönliches Risiko für eine Herz-Kreislauf-Erkrankung zu minimieren.
Bereits ein Jahr, nachdem mit dem Rauchen aufgehört wurde, ist dieses Risiko erheblich gesunken, nach etwa 15 Jahren liegt es wieder auf demselben Niveau wie bei einem Nichtraucher.

Wie bei allen Angewohnheiten ist es nicht ganz einfach, sie wieder abzulegen, zumal beim Rauchen auch noch das Suchtpotenzial des Nikotins hinzukommt, das überwunden werden muss. Es gibt jedoch einige Möglichkeiten, Unterstützung zu bekommen. Dazu zählen vor allem Selbsthilfegruppen, in denen Gleichgesinnte Tipps und Informationen austauschen können und die oft auch fachlich geleitet werden. Hier können Techniken erlernt werden, die den Weg zum Nichtraucher erleichtern.

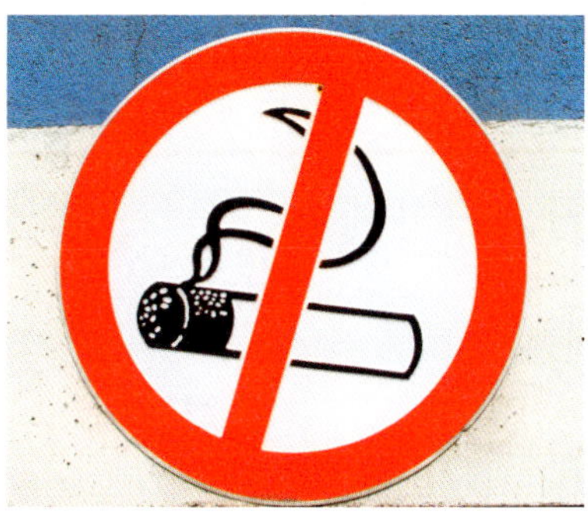

Sportliche Aktivität erleichtert das Aufgeben des Rauchens und hält die anfängliche Gewichtszunahme in Grenzen.

Darüber hinaus können nikotinhaltige Pflaster oder Kaugummis über die ersten Entzugserscheinungen hinweghelfen.

Problematisch ist die Gewichtszunahme, die sich oft mit dem Nichtrauchen einstellt. Gründe dafür sind einerseits der Wegfall der appetithemmenden Wirkung des Nikotins, andererseits eine Ersatzbefriedigung durch Essen. Statt zur Zigarette greift man nun zu Schokoriegeln oder Ähnlichem. Gerade in Verbindung mit erhöhten Blutfettwerten wäre ein solches Verhalten aber fatal. Deshalb muss eine vernünftige und bewusste Ernährung trotz oder auch gerade wegen des Verzichts auf das Rauchen im Vordergrund stehen.

Studien haben gezeigt, dass Personen, die das Rauchen aufgaben, nach anfänglichen Gewichtszunahmen spätestens nach zwölf Monaten wieder ihr Normalgewicht hatten.

Den Alkoholkonsum reduzieren

So schwer es manchem vielleicht fällt: Der Genuss von Alkohol sollte auf ein Minimum reduziert werden.

Gegen das berühmte „Gläschen in Ehren" ist nichts einzuwenden, haben doch Studien gezeigt, dass die Inhaltsstoffe von Rotwein einen positiven Einfluss auf die Blutgefäße haben. Die darin enthaltenen Polyphenole verhindern die Oxidation des LDL-Cholesterins und damit wird die schädliche Fettablagerung an den Arterieninnenwänden reduziert. Das gilt aber nur für Rotwein: Im Weißwein sind kaum Polyphenole enthalten.

Tipps zum vernünftigen Alkoholkonsum

- Nicht täglich Alkohol trinken! Regelmäßiger Konsum birgt Suchtgefahr.
- Besser: nur zu besonderen Anlässen alkoholische Getränke konsumieren.
- Alkohol immer nur in Maßen genießen. Besser gelegentlich eine geringe Menge genießen, als ganz selten exzessiv über die Stränge zu schlagen.
- Getränke mit geringem Alkoholgehalt bevorzugen. Lieber Bier oder Wein trinken als Hochprozentiges wie Schnäpse oder Cognac.
- Alkoholische Getränke bevorzugt zu Mahlzeiten trinken, anstatt „einfach nur so".

Um diese gesundheitsfördernden Eigenschaften für sich zu nutzen, reicht aber schon eine geringe Menge Rotwein.

Darüber darf aber nicht vergessen werden, dass die negativen Eigenschaften des Alkohols bei weitem überwiegen. Alkohol in größeren Mengen schadet der Leber, erhöht den Blutdruck und die Triglyzeridwerte und erhöht damit auch das Risiko für Schlaganfall und Herzinfarkt.

Als Faustregel gilt: Männer dürfen täglich ein Glas Wein (0,2 Liter) trinken, Frauen etwa die Hälfte.

„Harte", d. h. hochprozentige Alkoholika sollten generell vermieden werden. Auch ist es ratsam, hin und wieder ein paar Tage ganz auf Alkohol zu verzichten. Menschen mit erhöhten Triglyzeridwerten sollten grundsätzlich auf Alkohol verzichten.

Auf mehr Bewegung achten

Langzeitstudien haben bestätigt, dass körperlich aktive Menschen seltener an Herz-Kreislauf-Erkrankungen leiden als „Stubenhocker". Regelmäßige sportliche Betätigung, die den Puls etwas schneller werden lässt, ist ausreichend, um den Cholesterinspiegel positiv zu beeinflussen (siehe Seite 92). Regelmäßiger Ausdauersport erhöht das „gute" HDL-Cholesterin.

Allein insgesamt zwei Stunden Jogging pro Woche (auf etwa drei Trainingseinheiten verteilt) kann beispielsweise das HDL um zwei bis drei mg/dl Blut steigern und gleichzeitig die Triglyzeridwerte sinken lassen.

Körperliche Aktivität sollte ein fester Bestandteil der Lebensführung sein, muss Spaß machen und ohne großen Aufwand durchführbar sein. In jedem Fall sollte die Höhe der Belastung abhängig gemacht werden von den individuellen Bedürfnissen und der Belastbarkeit.

Untersuchungen haben gezeigt, dass Sport jünger macht, was das biologische Alter betrifft. Dazu werden Knochendichte, Lungenkapazität und Herz-Kreislauf-Funktion gemessen. Darüber hinaus können der Fettanteil bestimmt werden sowie die Anteile an Muskulatur, Körperwasser sowie Blut- und Gewebeflüssigkeit. Die daraus entstandenen Werte werden mit Idealwerten verschiedener Altersklassen verglichen und daraus wird das biologische

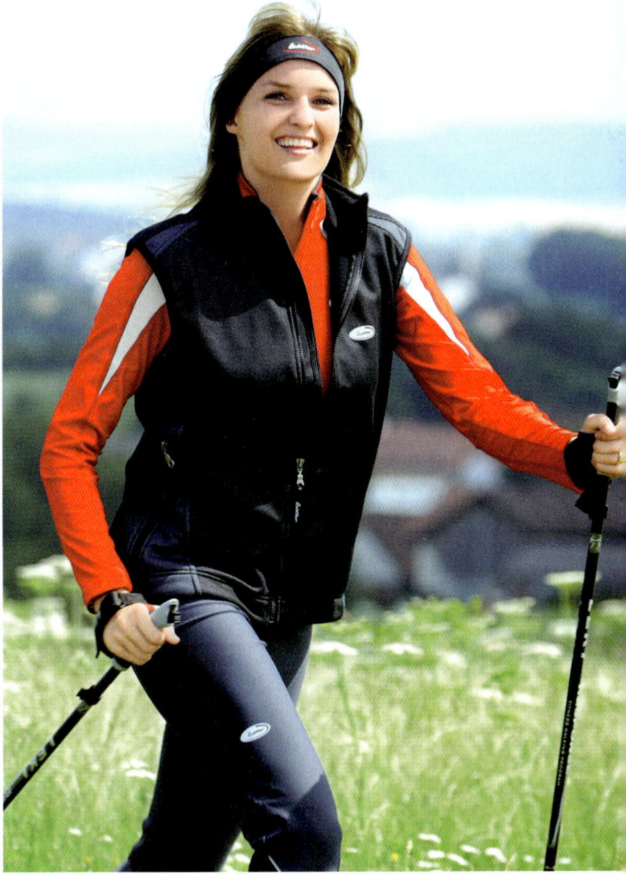

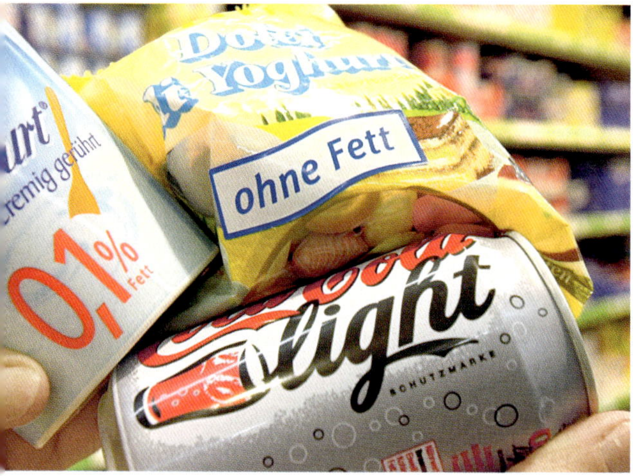

Alter ermittelt. Häufig haben Sporttreibende ein biologisches Alter, das um 10 bis 20 Jahre unter ihrem tatsächlichen Alter liegt. Durch regelmäßige sportliche Aktivität wird Muskelmasse gebildet. Auch der Herzmuskel wird kräftiger und arbeitet effektiver. Es wird mehr Blut durch die Gefäße gepumpt und der Sauerstoffaustausch im Körper wird verbessert. Sport verhilft außerdem zu einer strafferen Figur, da Übergewicht reduziert wird.

Durch die sportliche Belastung wird mehr Knochensubstanz gebildet. Die Folge: Die Knochen werden stabiler und härter, der Osteoporose wird vorgebeugt.

Sport hält auf allen Ebenen jung, auch auf der geistigen. Es hat sich gezeigt, dass sich regelmäßiger Sport auch positiv auf die geistige Fitness und Konzentrationsfähigkeit auswirkt.

Die Ernährung ändern

Nur eine konsequente Änderung des Speiseplans trägt dazu bei, die Cholesterinwerte in den Griff zu bekommen. Wie sich herausgestellt hat, kann häufigeres Essen den Cholesterinspiegel deutlich vermindern. Man sollte deshalb lieber fünf- bis sechsmal am Tag etwas essen, als nur zwei große, gehaltvolle Mahlzeiten zu sich zu nehmen, da der Stoffwechsel dann weniger belastet wird.

Fett sparend kochen

Natürlich kann das meiste Fett durch eine überlegte Auswahl der Zutaten eingespart werden. Aber auch die Zubereitungsmethoden entscheiden über den Fettgehalt der Speisen.

- Zum Braten nur beschichtete Pfannen verwenden. Man benötigt dann so gut wie kein zusätzliches Fett.
- Fett sparende Garmethoden bevorzugen: Dünsten, Grillen in Folie oder Backen in der Auflaufform sind besser als Braten in Öl oder Schmoren in gehaltvollen Saucen.

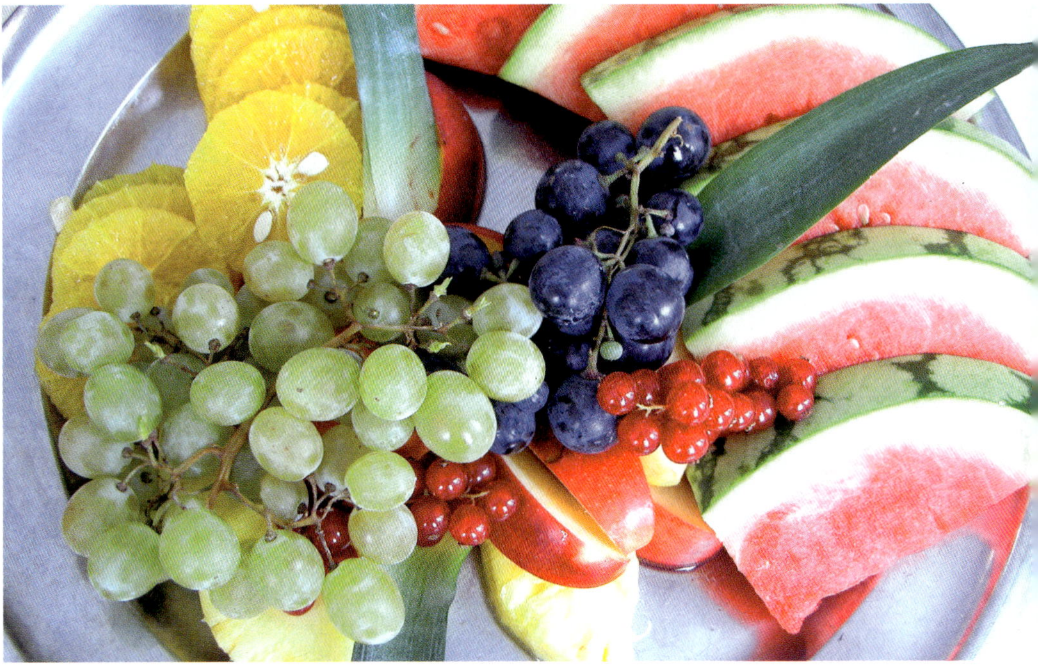

Den Fettkonsum reduzieren

- Statt Butter oder Kokosfett lieber Olivenöl, Rapsöl oder andere Pflanzenöle verwenden.
- Statt Wurst lieber vegetarische Gemüsepasten als Brotaufstrich wählen. In vielen Wurstsorten sind versteckte Fette enthalten.
- Auf Fertigdressings für den Salat verzichten. Stattdessen fettarme Dressings mit Essig und Öl oder besser Jogurt selbst zubereiten. Auch Buttermilch, Kefir oder Dickmilch sind gut geeignet. Sahne und Crème fraîche meiden!
- Auf cremige Sahnesaucen verzichten. Statt Sahne lieber entrahmte Milch verwenden. Für einen sämigen Saucenfond frisches Gemüse mitschmoren.
- Cremige Sojaprodukte sind gute pflanzliche Alternativen zu saurer Sahne und Crème fraîche.
- Statt Vollmilchprodukten besser entrahmte Milchprodukte verwenden. Das gilt für Milch, Quark, Jogurt, Käse.
- Desserts schmecken statt mit Sahne ebenso gut mit einer Mischung aus Magerquark und fettarmem Jogurt.
- Für Gebäck fett- und eiarme Teige verwenden: Strudelteig, Hefeteig und Quark-Öl-Teig sind besser als Mürbeteig, Biskuitteig und Blätterteig.

Der tägliche Verzehr von 20 bis 50 Gramm Sojaeiweiß an Stelle von tierischem Eiweiß senkt nachweislich den Cholesterinspiegel.

Gesund essen

Neben all den bereits genannten Maßnahmen, die zu einer vernünftigen und bewussten Ernährung gehören, hier noch ein paar grundsätzliche Tipps:

- Keinen weißen Zucker verwenden – stattdessen lieber geringe Mengen braunen Rohrzucker oder besser Süßstoff verwenden.
- Auf süße Limonaden und Fruchtsaftgetränke verzichten. Besser: Obstsäfte selbst mit einem Entsafter herstellen.
- Bei fleischloser Kost zusätzlich Sojaprodukte, Nüsse oder Kerne essen und auf eine ausreichende Zufuhr von Milchprodukten achten.
- Wenig Salz verwenden. Gewürze und frische Kräuter verfeinern jedes Gericht.
- Vollkornprodukte bevorzugen.
- Lebensmittel so frisch und naturbelassen wie möglich verzehren. So verwertet der Körper die Vitalstoffe am besten.
- Unverarbeitete oder wenig verarbeitete Nahrungsmittel bevorzugen, sie enthalten noch ihre ursprünglichen Vitamine und Ballaststoffe.
- Fertigprodukte nur selten verwenden.

Hinweise auf ein Säure-Basen-Ungleichgewicht

Gewisse körperliche Veränderungen lassen erkennen, dass das Säure-Basen-Verhältnis gestört ist. Dazu gehören schmerzhafte, gut tastbare Muskelverhärtungen, Gewebsverquellungen wie z. B. Zellulitis, ein erschlafftes Doppelkinn oder ein immer etwas geschwollenes Gesicht. Auch eine blasse, ungesunde Hautfarbe kann ein Hinweis auf ein gestörtes Säure-Basen-Gleichgewicht sein.

Bloß nicht sauer werden!

An dieser Stelle sollte noch ein ganz wichtiger Aspekt betrachtet werden, nämlich der Säure-Basen-Haushalt des Körpers. Ein ungünstiges Säure-Basen-Verhältnis, d. h. eine ständige Belastung durch Übersäuerung, steht in einer Wechselbeziehung mit einem gestörten Stoffwechsel. Ist der Körper zu lange übersäuert, wirkt sich das negativ auf viele Körperfunktionen aus und chronische Krankheiten können entstehen. Ein ausgeglichener Säure-Basen-Haushalt ist die Grundlage für ein gesundes inneres Milieu und die Selbstheilungskräfte können wieder besser wirken.

Der Säure-Basen-Haushalt

Säuren und Basen gelangen über die Nahrung in den Körper, wo Stoffwechselprozesse dafür verantwortlich sind, ob ein eher saures oder eher basisches Milieu entsteht. Dabei ist es sehr wichtig, dass Säuren und Basen in einem ausgewogenen Verhältnis zueinander stehen. Davon hängt das Wohlbefinden und die Leistungsfähigkeit des Menschen ab.

Der Körper kann selbst keine Basen produzieren. Aus diesem Grund müssen die entsprechenden Basenlieferanten zugeführt werden. Säuren hingegen können vom Körper selbst gebildet werden, denn sie sind ein Reaktionsprodukt der Verbrennungsvorgänge im Stoffwechsel. Außerdem entstehen Säuren auch bei der Verdauung.
Im Körper ist stets eine große Menge an Säuren und eine relativ kleine Menge an Basen vorhanden. Trotz dieses „Ungleichgewichts" muss der basische ph-Wert des Blutes aufrechterhalten werden. Wenn dies nicht mehr gewährleistet ist, entsteht eine dauerhafte Übersäuerung, ein Zustand, der Konsequenzen für die Gesundheit haben kann.

Um sich vor zu viel Säure zu schützen, dienen dem Körper bestimmte Gewebe und Organe als Säuredepots oder -ventile. Mithilfe dieser Maßnahmen kann die Wirkung der Säure im Körper gemindert und der aktuelle ph-Wert aufrechtgehalten werden.
Eines dieser Depots ist das Bindegewebe, das ist das Gewebe zwischen den einzelnen Organen und Organzellen. Wenn die Säure nicht mehr ausgeschieden wird, weil die Ausscheidungsorgane überlastet sind, wird die überschüssige Säure dort abgelagert. Dadurch quellen die Bindegewebsfasern jedoch auf und werden spröder und härter.
Über die Lunge wird ebenfalls Säure abgegeben, so z. B. die Kohlensäure. Der Kohlendioxidanteil wird ausgeatmet und Wasser bleibt zurück, das zum großen Teil über die Nieren ausgeschieden wird.
Außerdem werden Säuren direkt über die Haut und in geringem Maße über die Nieren ausgeschieden.

Wenn das Säure-Basen-Gleichgewicht gestört ist, können chronische Erkrankungen entstehen.

Säure-Basen-Haushalt und Fettstoffwechsel

Eine Übersäuerung des Körpers beeinflusst auch den Fettstoffwechsel negativ, denn in einem sauren Milieu kann unschädliches Cholesterin schädlich werden. Dabei greifen so genannte Sauerstoffradikale das LDL-Cholesterin an, es wird oxidiert und in seiner Struktur verändert. Dadurch bekommen diese Partikel einen äußerst aggressiven Charakter und können die Gefäßwände schädigen – dieses Phänomen verstärkt das Risiko einer Arteriosklerose.
Durch die permanente Übersäuerung des Organismus wird den Venenwänden langsam, aber kon-

tinuierlich der Vorrat an Kalzium entzogen. Die Folge ist eine vermehrte Ablagerung von Cholesterin. Die Gefäße verlieren ihre Elastizität und werden brüchig.
Um bei einem gestörten Fettstoffwechsel das überschüssige Fett abzubauen, ist eine optimale Darmfunktion unerlässlich. Diese ist aber durch eine Übersäuerung des Körpers gefährdet. Mit einer gestörten Darmfunktion geht auch ein gestörter Cholesterinstoffwechsel einher.
Als Folge des eingeschränkten Cholesterinabbaus im Darm wird die Leber stärker belastet, da sie die Fettverdauung noch stärker ankurbeln muss. Damit ist sie aber überfordert und es kann zu Funktionsstörungen kommen.
Damit der körpereigene Abbau von Cholesterin wieder gewährleistet ist, müssen daher unter anderem eine Regulierung des Säure-Basen-Haushalts und eine Darmsanierung an erster Stelle der therapeutischen Maßnahmen stehen.

Stress, zu wenig Schlaf und zu wenig Flüssigkeitsaufnahme fördern die Entstehung von Säuren noch zusätzlich.

Regulierung des Säure-Basen-Haushalts

Dem Körper werden ständig über die Nahrung Säuren zugeführt – leider häufig zu viel. Nicht selten sind diese Säuren in Lebensmitteln versteckt und werden gar nicht wahrgenommen. Stark bearbeitete Lebensmitteln (Konservierungssäure), Süßigkeiten, aber auch Fleisch führen dem Körper Säuren zu, die im Körper zu Harnsäuren umgewandelt werden.
Entgegen der landläufigen Meinung, dass sauer schmeckende Nahrungsmittel eine Verschiebung des Säure-Basen-Haushalts bewirken können, fallen diese Säuren, die leicht flüchtig sind und ausgeschieden werden können, kaum ins Gewicht.
Die Unterteilung der Lebensmittel in sauer oder basisch hängt nicht von ihrem Geschmack ab, sondern vom so genannten Nettoeffekt. Darunter versteht man, was nach Abschluss des Verdauungsprozesses überwiegend vorhanden ist. Ein Beispiel: Die Zitrone schmeckt zwar sauer, enthält aber flüchtige Säuren, die leicht verstoffwechselt werden können, und auch basische Mineralstoffe. Die Säure wird leicht ausgeschieden, sodass im Nettoeffekt die Basen überwiegen. Trotz ihrer anfänglich sauren Wirkung bleiben nach dem Stoffwechselprozess Basen im Körper übrig.
Ein Gleichgewicht des Säure-Basen-Haushalts lässt sich daher nur über die richtige Ernährung erreichen. Dazu gehören folgende Maßnahmen:

- die Zufuhr von Säuren reduzieren
- die Ausscheidung von Säuren fördern
- auf vermehrte Basenzufuhr achten
- die Zufuhr von Antioxidantien erhöhen (z. B. Vitamin C)

Die Säurezufuhr über die Ernährung lässt sich ziemlich leicht dadurch regeln, dass man säurebildende Lebensmittel meidet. Dazu zählen alle Süßigkeiten, Produkte aus Weißmehl, Fleisch, Käse, Wurstwaren, Konservenware, Kaffee und Alkohol.

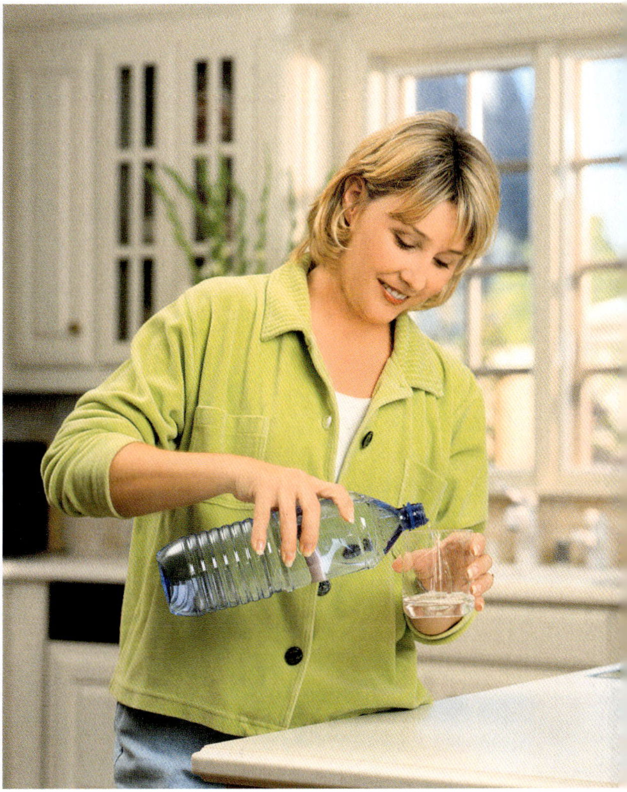

Aber nicht nur die Zufuhr der Säuren, sondern auch die Ausscheidung der sich bereits im Körper angesammelten Säuren sollte angekurbelt werden. Dies geschieht wie oben erwähnt über die Atmung, die Haut und die Nieren. Da ist es nahe liegend, dass sportliche Bewegung der beste Weg ist, vermehrt Säuren auszuscheiden. Denn dabei wird die Atmung vertieft und die Durchblutung gesteigert. Je tiefer die Atmung, desto höher ist die Menge an Säure, die den Körper mit der Atemluft verlässt.

Die Säuren werden allerdings nur dann oxidiert, wenn der Körper gefordert wird. Ein lockeres Ausdauertraining (Joggen, Walking, Fahrrad fahren etc.) etwa drei- bis viermal pro Woche für etwa 30 Minuten ist aber ausreichend. Zu viel oder zu intensiver Sport fördert dagegen die Entstehung von Säuren wie der Milchsäure, die für den Muskelkater verantwortlich ist.

Säuren lassen sich auch durch reichliches Trinken über die Niere ausscheiden. Empfohlen werden zwei bis drei Liter täglich. Am besten geeignet sind Mineralwasser oder ungesüßter Kräutertee, Kaffee oder Schwarztee sollten nur in kleinen Mengen getrunken werden, dasselbe gilt für Limonaden und Alkohol.

Basendepots lassen sich nur über die Ernährung auffüllen, denn der Körper kann Basen nicht selbst bilden. Was die Zusammensetzung der Nahrung betrifft, sollte man etwa 80 Prozent basische und nur 20 Prozent saure Lebensmittel zu sich nehmen.

Am Geschmack kann man nicht erkennen, ob ein Lebensmittel sauer wirkt. Ausschlaggebend ist allein seine Wirkung, wenn es verdaut wird.

Basisch wirkende Lebensmittel sind Gemüse und Salate, Obst, Pilze, Kartoffeln, Hülsenfrüchte, Soja und Sojaprodukte, Kuhmilch sowie Sahne.
Alle Lebensmittel, bei denen der Anteil basischer Mineralstoffe den Anteil der sauren Mineralstoffe überwiegt, sind basisch. Dazu zählen unter anderem auch die Mineralstoffe Magnesium, Kalzium und Kalium.

Was kann die Medizin leisten?

Wichtig! Medikamente können nie ein Ersatz für eine bewusste und gesunde Lebensführung sein!

Bei vielen Menschen genügen die oben angesprochenen Maßnahmen wie Ernährungsumstellung oder Sport, um den Cholesterinspiegel deutlich zu senken. Sind zu hohe Cholesterinwerte festgestellt worden, wird der Arzt deshalb zunächst einmal empfehlen, den Lebensstil zu ändern.
Wiederholte Blutmessungen geben dann Auskunft darüber, ob diese Maßnahmen Erfolg hatten oder nicht. Dabei ist es wichtig, durchzuhalten und nicht wieder in die alten Essgewohnheiten zurückzufallen.
Wenn die Blutfettwerte nach sechs Monaten trotz dieser Maßnahmen noch zu hoch sind, muss mit Medikamenten zur Senkung der Blutwerte behandelt werden.
Die Einnahme solcher Medikamente kann aber nicht die Umstellung der Ernährungs- und Be-

Risikostufe	**Risikofaktoren**	**LDL-Wert, bei dem eine medikamentöse Therapie in Erwägung gezogen wird**
hoch (10-Jahres-Risiko größer als 20 %	bestehende koronare Herzkrankheit oder Äquivalent	immer, unabhängig vom LDL-Wert
mittel (10-Jahres-Risiko zwischen 10 und 20 %)	zwei oder mehr Risikofaktoren	mehr als 130 mg/dl
niedrig (10-Jahres-Risiko kleiner als 10 %)	maximal ein Risikofaktor	mehr als 190 mg/dl

wegungsgewohnheiten ersetzen! Medikamente sind immer nur ein zusätzliches Mittel. Eine gesunde und fettarme Ernährung ist und bleibt unverzichtbare Maßnahme, um den Cholesterinspiegel und damit das Arterioskleroserisiko zu senken!

Medikamentöse Therapie – ja oder nein?

Das höchste Risiko, innerhalb von zehn Jahren einen Herzinfarkt zu erleiden, besteht für Menschen, die bereits eine Erkrankung der Herzkranzgefäße haben. Auch Diabetiker werden dabei berücksichtigt, sie gehören zu dieser Gruppe. Weitere Hochrisikopatienten sind Personen mit anderen gefäßverengenden Erkrankungen, ebenso Personen, bei denen Übergewicht, Bluthochdruck oder andere Risikofaktoren zusammenwirken.

Für diese Gruppe besteht ein sehr hohes Risiko, das bei 20 Prozent oder mehr liegt, eine akute lebensbedrohliche Gefäßerkrankung zu entwickeln. Das heißt, von 100 Patienten werden innerhalb von zehn Jahren 20 einen Herzinfarkt erleiden. Für diese Gruppe sollten LDL-Werte unter 100 mg/dl angestrebt werden, um das Risiko auszugleichen. Bei einem hohen Risiko gilt ein niedrigerer LDL-Wert als Zielwert im Vergleich zu Personen, die ein weniger hohes Risiko haben (risikoadaptierte Therapie).

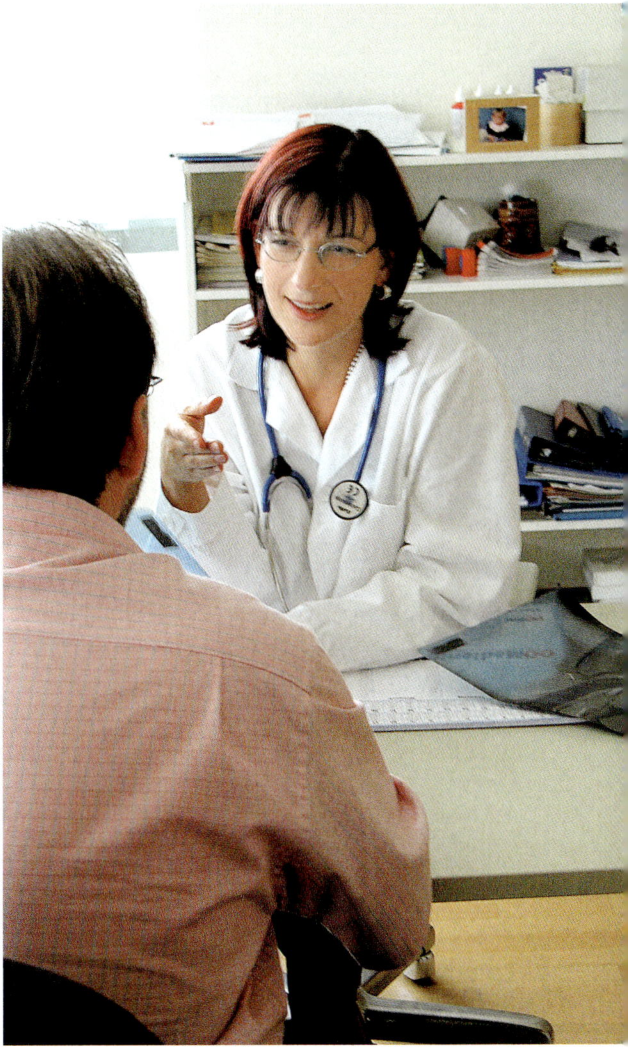

Zur zweiten Risikogruppe gehören Menschen, die zwei oder mehr Risikofaktoren aufweisen.

Auch bei ihnen besteht ein erhöhtes Risiko für eine Herz-Kreislauf-Erkrankung. Sie haben beispielsweise hohen Blutdruck, Diabetes, sind schon älter oder rauchen. Auch ein Elternteil, der im Alter von 50 Jahren einen Herzinfarkt hatte, ist ein Risikofaktor.
Die Wahrscheinlichkeit, innerhalb der nächsten zehn Jahre eine Herz-Kreislauf-Erkrankung auszubilden, liegt bei 10 bis 20 Prozent. Bei dieser Gruppe sollte das LDL-Cholesterin nicht mehr als 130 mg/dl betragen.

Die dritte Gruppe von Risikopatienten hat keine Risikofaktoren oder maximal einen. Damit liegt ihr Risiko unter 10 Prozent.

Konkrete Empfehlungen für ein bestimmtes Medikament können nicht gegeben werden. Diese Einschätzung obliegt allein dem behandelnden Arzt.

Eine medikamentöse Therapie zur Senkung der Blutfette ist dann erforderlich, wenn durch eine konsequente Ernährungsumstellung in Kombination mit vermehrter sportlicher Aktivität die erhöhten Cholesterinwerte nicht gesenkt werden können. Je nachdem, wie hoch das koronare Risiko im Einzelfall ist, sind unverzüglich Medikamente einzusetzen, wenn die LDL-Zielwerte nicht mehr nur durch Änderung der Ernährungsweise zu erreichen sind. Wann und in welcher Form also eine medikamentöse Therapie notwendig ist, ist unterschiedlich und muss vom behandelnden Arzt von Fall zu Fall entschieden werden.

Cholesterinsenkende Medikamente

Für die Behandlung der erhöhten Cholesterinwerte stehen cholesterinsenkende Mittel zur Verfügung, die so genannten Lipidsenker. Diese Präparate führen über verschiedene Mechanismen eine Senkung der Blutfettwerte herbei.

Fibrate

Fibrate senken vor allem den Triglyzeridspiegel, weniger den Cholesterinspiegel. Sie führen zu einer erhöhten Aktivität der Lipoproteinlipase, jenes Enzyms, das die Zerlegung der Triglyzeride in Fettsäuren und Glyzerin bewirkt.

Cholesterinsynthesehemmer

Zu den modernen Präparaten zählen die Cholesterinsynthesehemmer, auch als Statine oder CSE-Hemmer (Cholesterin-Synthese-Enzym-Hemmer) bekannt, die in den 1980er-Jahren auf den Markt kamen. Sie hemmen die Neubildung des Cholesterins in der Leber und aktivieren die LDL-Rezeptoren, wodurch das schädliche LDL-Cholesterin und die Triglyzeride vermindert werden und das nützliche HDL-Cholesterin erhöht wird.
Untersuchungen haben gezeigt, dass durch die regelmäßige Einnahme von Statinen das Risiko für eine Erkrankung des Herz-Kreislauf-Systems signifikant ge-

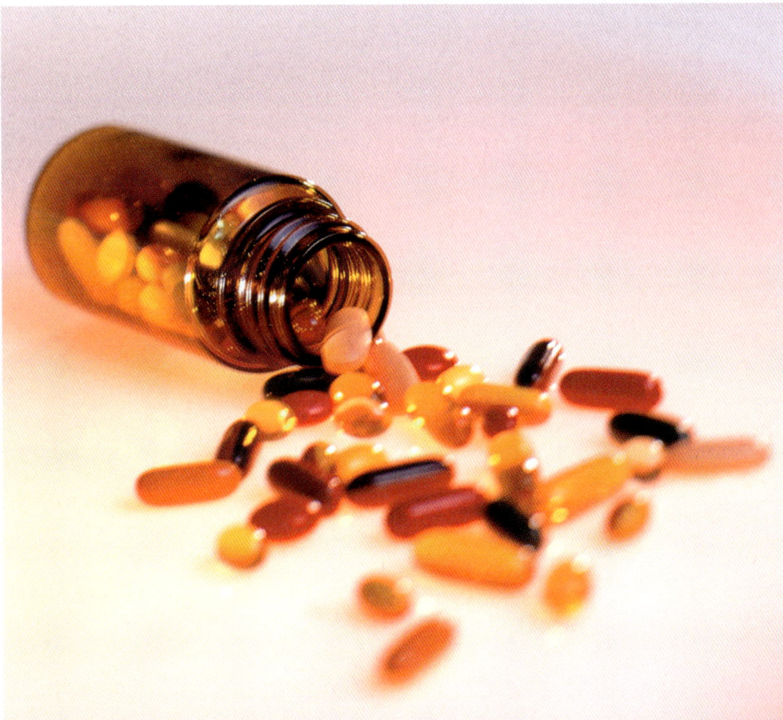

senkt werden kann. Insgesamt gibt es sechs verschiedene Wirkstoffe aus der Klasse der Statine: Lovastatin, Atorvastatin, Fluvastatin, Pravastin, Simvastatin und Rosuvastatin.

Cholesterinsynthesehemmer werden in der Regel gut vertragen. Als Nebenwirkungen können Kopfschmerzen, Schlafstörungen, erhöhte Leberwerte, Magen-Darm-Beschwerden und Müdigkeit auftreten. Diese Beschwerden verschwinden aber meistens nach einiger Zeit von alleine. Eventuell muss auf ein anderes Präparat ausgewichen werden.

Diese Statine sind heute in der Regel das Mittel der Wahl. Sie alleine können, abhängig von der Dosierung und der Wirksubstanz, eine Senkung des LDL zwischen 18 und 55 Prozent bewirken. Gleichzeitig können sie den HDL-Wert um 5 bis 15 Prozent erhöhen und die Triglyzeride zwischen 5 und 30 Prozent senken.

Diese Substanzen scheinen in entzündliche Prozesse einzugreifen. Sie vermindern die Bildung freier Radikale, schützen die Gefäße und bremsen die Tendenz zu Ablagerungen an den Innenwänden.

Statine senken das LDL-Cholesterin und die Triglyzeride und erhöhen das gute HDL-Cholesterin.

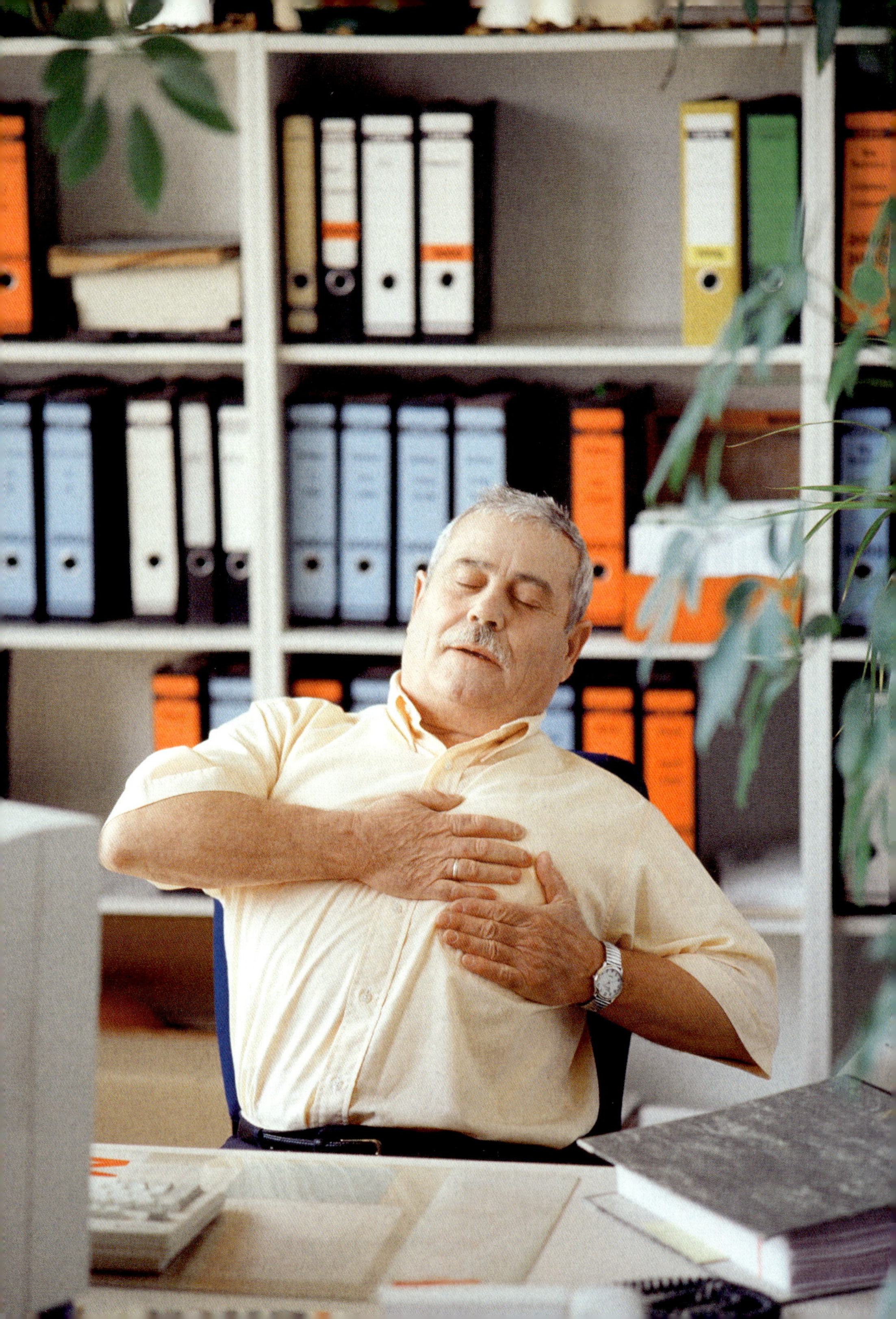

Auswirkungen und Folgeerkrankungen

Die meisten Herz-Kreislauf-Erkrankungen werden durch eine Verkalkung der Blutgefäßwände verursacht. Diesen schleichenden Prozess nennt man Arteriosklerose, die häufigste krankhafte Veränderung der inneren Arterienwand.
Je nachdem, welche Gefäße betroffen sind und in welchem Ausmaß dies der Fall ist, kann es zu Funktionsstörungen verschiedener Organe mit schwerwiegenden Folgen kommen. Sind die Herzkranzgefäße betroffen, droht ein Herzinfarkt, im Gehirn kann die Gefäßverengung einen Schlaganfall auslösen und in den Beinen können schmerzhafte Durchblutungsstörungen entstehen.

Die Entstehung der Arteriosklerose

Die Entwicklung der Arteriosklerose (griechisch skleros = hart, spröde) verläuft über viele Jahre schleichend und unbemerkt, denn sie verursacht keine Beschwerden oder Schmerzen. Sie ist aber eine der häufigsten Ursachen von Herz-Kreislauf-Erkrankungen.
In den westlichen Industrienationen ist rund die Hälfte aller Todesfälle auf Herz-Kreislauf-Erkrankungen zurückzuführen. Dabei ist es die so genannte koronare Herzkrankheit (eingeschränkte Sauerstoffzufuhr zum Herzmuskel), die Herzinfarkt, plötzlichen Herztod oder Angina Pectoris verursachen kann. Fast immer ist diese auf eine unbehandelte Arteriosklerose zurückzuführen. Diese schreitet ohne entsprechende Vorsorgemaßnahmen immer weiter fort – sie ist ein schleichender Prozess, der tödlich enden kann und nur durch eine rechtzeitige Änderung der Lebensweise aufzuhalten ist.

Im Alter besonders gefährdet

Wie bereits erläutert, begünstigen Faktoren wie Veranlagung, Ernährung, Lebensstil, Stress und Bewegungsmangel, aber auch die natürliche Zellalterung die Entstehung von Arteriosklerose. Deshalb sind die Folgen dieser physiologischen Veränderung meist erst ab der zweiten Lebenshälfte spürbar.

Funktion und Aufbau der Arterien

Um den Prozess der Entstehung von Arteriosklerose und die Rolle der erhöhten Blutfettwerte dabei besser verstehen zu können, ist es wichtig, sich zunächst einmal die Funktion und den Aufbau der Arterien zu verdeutlichen.

Arteriosklerose wird im Volksmund auch Atherosklerose genannt. In der Medizin bezeichnet man damit eine Verhärtung der Arterien.

Die den Sauerstoff transportierenden Arterien im Körper sind elastische Röhren, die sich aus drei Schichten zusammensetzen.

- **Äußere Schicht (Adventitia):** Dies ist eine bindegewebige Schicht. Sie verankert das Gefäß mit dem umgebenden Gewebe. Kleine Blutgefäße versorgen die Gefäßwände mit Sauerstoff und Nährstoffen.
- **Mittlere Schicht (Media):** Diese Muskelschicht sorgt für elastische Spannung. Sie reguliert durch Zusammenziehen und Erschlaffen die Weit- und Engstellung der Gefäße und spielt damit eine wichtige Rolle bei der Anpassung des Kreislaufs an Belastungssituationen.
- **Innere Schicht (Intima mit Endothel):** Dies ist eine sehr empfindliche Gefäßschicht. Sie lässt Nährstoffe aus dem Blut in das dahinter liegende Gewebe passieren und sorgt dafür, dass keine krankmachenden Partikel in die Gefäßwand gelangen.

Verengung und Verschluss der Arterien

Die Innenschicht der Arterie erfüllt eine wichtige Schutzfunktion. Da sie dem Blut ausgesetzt ist und damit auch allen aggressiven Substanzen, kann sie leicht verletzt werden oder sich entzünden. Schädigungen dieser Innenschicht können die Reaktionsfähigkeit der Gefäßmuskulatur beeinträchtigen, aber auch die Blutfließeigenschaften (Gerinnung, Geschwindigkeit, Richtung).

Wird die Innenschicht beschädigt, kommt es zu einem komplizierten Mechanismus. Blutplättchen, auch Thrombozyten genannt, decken die verletzten Stellen ab und es kommt zu einer Vermehrung von Bindegewebsfasern und Muskelzellen in diesem Bereich. Die glatten Muskelzellen kommen mit den im Blut befindlichen LDL-Cholesterin-Paketen in Kontakt,

die sozusagen an der Innenseite der Arterienwände kleben bleiben und in die Muskelzellen abgelagert werden, wodurch sich die Zellschicht verdickt.
Dies bedeutet den Beginn einer ganzen Reihe von Vorgängen. An einer ursprünglich glatten, geschmeidigen Arterienwand beginnen nun zahlreiche Partikel anzuhaften. Die Anhäufung von LDL-Lipoproteinen führt zur Aktivierung von Fresszellen (Makrophagen), welche die angehäuften Lipide „aufzufressen“ versuchen. Als Ergebnis entstehen die so genannten Schaumzellen, mit Fett und Cholesterin voll geladene Fresszellen, über die eine Schutzschicht aus Bindegewebszellen gebildet wird. Ohne Cholesterin kann sich also keine Arteriosklerose entwickeln. Erst später kommt es zur Einlagerung von Kalkstoffen (Kalzium), daher der umgangssprachliche Ausdruck „Arterienverkalkung“. Das Ergebnis ist, dass das Blut schlechter durch die Adern fließen kann, etwa so wie bei einem verkalkten Wasserrohr.

Durch diese Ablagerungen (Plaques) wird der Durchmesser der Arterien verringert und der Druck, mit dem das Blut durch die Gefäße fließt, steigt an. Bluthochdruck entsteht. Durch den erhöhten Blutdruck besteht jedoch die Gefahr, dass die dünne, neu entstandene Schutzschicht nachgibt oder einreißt – ein neuer Schaden an der inneren Schicht entsteht.
Nun wiederholt sich der oben beschriebene Vorgang, nur werden

Arteriosklerose lässt sich im frühen Stadium durch eine Änderung der Ernährungsgewohnheiten günstig beeinflussen.

Entwicklung der Arteriosklerose

Risikofaktoren:
- hohes LDL-Cholesterin
- erhöhter Homozysteinspiegel
- Bluthochdruck
- Diabetes
- Bewegungsmangel
- Übergewicht

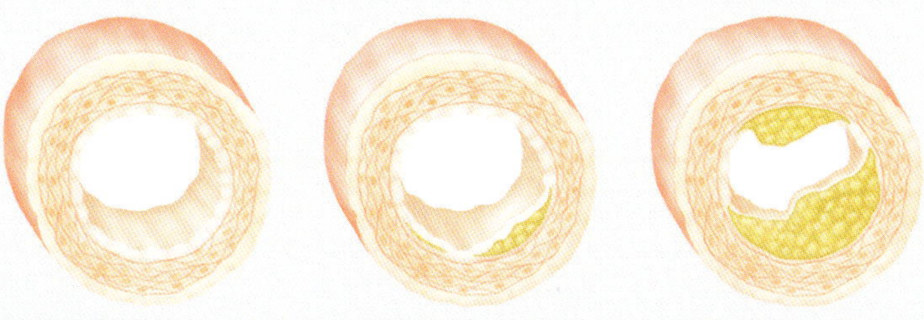

Mögliche Folgen einer Verengung der Arterien (Arteriosklerose):
Durchblutungsstörungen, Schlaganfall, Herzinfarkt.

die Einrisse immer größer und der Durchmesser der Arterien immer kleiner. An der Einrissstelle kann sich in kürzester Zeit ein Blutgerinnsel (Thrombus) bilden, es kommt zu Durchblutungsstörungen und im schlimmsten Fall zum Verschluss des Herzkranzgefäßes. Die Sauerstoffzufuhr zum nächstgelegenen Organ oder Gewebe wird so unterbrochen und ein Infarkt ist die Folge. Derartige Infarkte können außer im Herz auch in der Niere oder im Gehirn (Schlaganfall) vorkommen. Je nach Ausmaß und Dauer des Infarktes verliert das Organ mehr oder weniger seine Funktion und es kann zu lebensgefährlichen Situationen kommen.

Risikofaktoren für Arteriosklerose

- Bluthochdruck (Hypertonie): Schädigung vor allem der hirnversorgenden Arterien
- Hoher Cholesterin- oder Triglyzeridspiegel: Schädigung vor allem der Herzkranzgefäße
- Diabetes, Nikotin, Übergewicht, Stress: Schädigung der peripheren Arterien (periphere arterielle Verschlusskrankheit)

Ursachen der Arteriosklerose

Ausgangspunkt für die Bildung von Plaques an den Arterieninnenwänden ist die übermäßige Ablagerung von LDL-Cholesterin.

Im Laufe der Lebensjahrzehnte nützen sich die Gefäße immer mehr ab und es ist durchaus begreiflich, dass die Innenschicht der Arterien Risse oder Löcher bekommen kann. Dies ist bei einem normalen Alterungsprozess nicht zu verhindern und betrifft alle Gefäße gleichermaßen. Die Schutzfunktion der inneren Auskleidung der Gefäße wird durch Faktoren wie etwa Rauchen, hoher Blutdruck und erhöhter Cholesterinspiegel nachhaltig beeinträchtigt. Der Prozess der langsamen Verengung und Verhärtung der Arterien wird beschleunigt und der Weg für die Arteriosklerose geebnet.

Symptome und Folgen der Arteriosklerose

Von den Veränderungen, die bei einer Gefäßverengung ablaufen, spürt man lange Zeit überhaupt nichts. Selbst wenn ein großer Teil der Gefäße durch Ablagerungen verengt ist, reicht die durchfließende Blutmenge oft noch aus, um Schadstoffe abzutransportieren und die Versorgung des Gewebes mit Nährstoffen zu gewährleisten. Verengt sich das Gefäß aber immer mehr, wird die Arterienverkalkung schließlich spürbar, vor allem bei körperlicher Belastung. Welche Beschwerden damit verbundenen sind, hängt davon ab, welches Gefäß in welchem Ausmaß betroffen ist.

Häufig von Arteriosklerose betroffene Gefäßbezirke sind die Arterien der Gliedmaßen (vor allem die der Beine, seltener der Arme), die Arterien am Hals, die Blut zum Gehirn leiten, die Arterien im Gehirn und die Arterien des Herzmuskels. Für alle Ausprägungen gilt: Je früher die Alarmsignale erkannt werden, desto größer sind die Chancen, durch eine konsequente Behandlung schlimme Folgen zu verhindern.

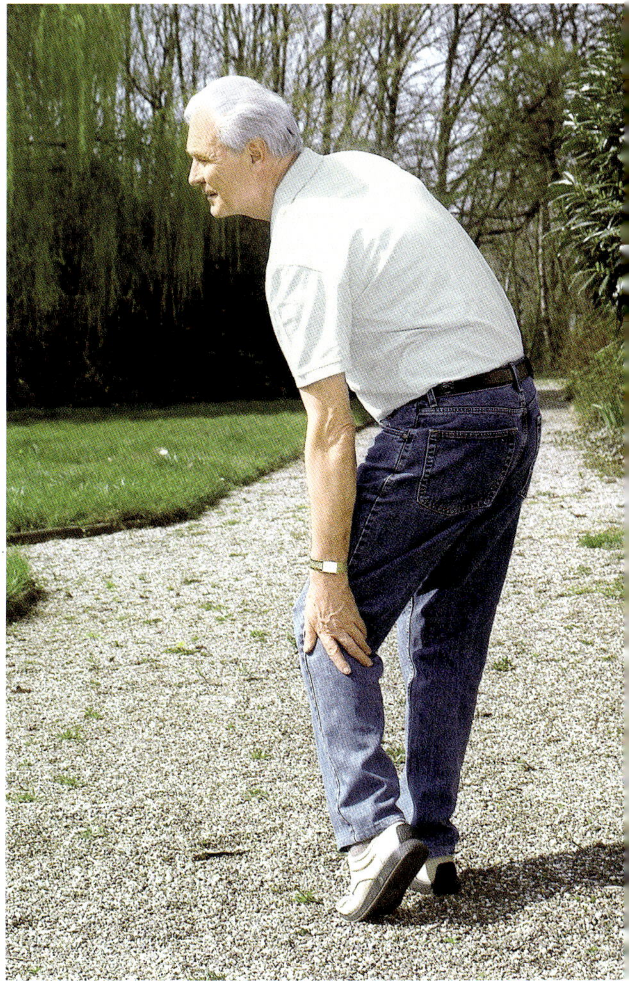

Raucherbein

Eine Arteriosklerose der Beinarterien entsteht häufig bei Rauchern, daher auch der Name „Raucherbein". Sie macht sich durch Schmerzen und eine dauerhaft kühle, bläulich-blasse Haut bemerkbar.

Wegen der mangelnden Durchblutung treten beim Gehen zunehmend Schmerzen auf, die zu Pausen zwingen. Anfangs machen sich die Muskelschmerzen nur bei schnellem Gehen bemerkbar, im fortgeschrittenen Stadium kann man nur noch sehr kurze Strecken gehen. Daher kommt auch die Bezeichnung „Schaufensterkrankheit".

Ein zunehmendes Taubheitsgefühl in den Beinen kommt hinzu. Später schmerzen die Beine auch beim Ruhen. Die Haut ist weiß und die Beine fühlen sich kalt an. Eine sehr wirkungsvolle Methode

Beschwerdebild Raucherbein

- Schmerzen in den Beinen beim Laufen oder Gehen (Schaufensterkrankheit)
- Schmerzen beim Hochlegen der Beine
- Blauverfärbung der Haut an den Zehen oder Füßen

zur Behandlung des Raucherbeins stellt die so genannte alternativmedizinische Blutwäsche dar. Dabei wird das Blut außerhalb des Körpers mit Ozon angereichert. Es wird mit UV-Licht bestrahlt und anschließend per Infusion wieder in den Organismus zurückgeführt. Zusätzlich werden bestimmte Körperakupunkturpunkte gestochen, die die Durchblutung unterstützen. Dadurch kann man auch bei fortgeschrittenen Durchblutungsstörungen des Beins, also einem Krankheitsstadium, in dem bereits an eine Operation oder Teilamputation gedacht wird, eine deutliche Verbesserung erreichen.

Beim Auftreten erster Anzeichen eines Schlaganfalls muss unbedingt sofort der Notarzt verständigt werden!

Schlaganfall

Gefäßverengungen einer Arterie im Gehirn können zu einem Schlaganfall führen. Erste Anzeichen einer Veränderung der Blutgefäße im Gehirn sind Schwindel sowie Gedächtnis- oder Konzentrationsstörungen. In späteren Stadien kann es zu psychischen Störungen oder zu Veränderungen der Persönlichkeitsstruktur kommen.

Der Schlaganfall ist die bekannteste und am meisten gefürchtete Folge der Arteriosklerose. Je nachdem, in welchem Teil des Gehirns es zum Gefäßverschluss kommt, können unterschiedliche neurologische Ausfälle die Folge sein: Sehprobleme, Sprachstörungen, Gleichgewichtstörungen oder Lähmungen. Je kleiner dabei das verstopfte Gefäß ist, desto weniger Gehirnzellen bleiben unterversorgt und werden zerstört.
Wird der Schlaganfall zu spät behandelt oder sind nicht nur einzelne Gehirnzellen eines bestimmten Sinneszentrums abgestorben, kann es zu bleibenden Schäden kommen. Ein Schlaganfall verläuft unter Umständen auch tödlich.

Beschwerdebild Schlaganfall

- Atemnot
- Schwindel
- plötzlicher Sehverlust
- plötzliche Lähmung (Gesicht, Arm, Bein)
- Sprachstörungen
- Schluckstörungen (Verschlucken)

Bei der Behandlung des Schlaganfalls sind in erster Linie eine moderate Blutdrucksenkung sowie blutzirkulationsfördernde, medikamentöse Maßnahmen im Gehirnbereich wichtig.
Ein akuter Schlaganfall muss unbedingt notärztlich versorgt werden! Es können in späteren Stadien trotz medikamentöser Maßnahmen oft Restschäden oder Symptome zurückbleiben. In diesen Fällen kann man aus naturheilkundlicher Sicht neue Ansätze finden, um die Durchblutung im Kopfbereich zu fördern. Hierzu eignet sich eine spezielle Kombination aus Neuraltherapie und Schädelakupunktur, kombiniert mit homöopathischen Medikamenten, mit der fast immer eine stufenweise Besserung erzielt werden kann.

Herzinfarkt

Sind von der zunehmenden Verengung der Gefäße die Arterien betroffen, die den Herzmuskel mit Blut versorgen, kommt es durch die verminderte Durchblutung zu schmerzhaften Anfällen (Angina Pectoris), einhergehend mit einer fortschreitenden Herzschwäche. Im schlimmsten Fall kommt es zum Herzversagen, da das Herz seine Leistung nicht mehr voll erbringen kann, denn es wird schlechter mit Energie und Sauerstoff versorgt. Medizinisch bezeichnet man diese Störung als koronare Herzkrankheit.

Beschwerdebild Herzinfarkt

- Engegefühl, Krampf, Druck in der Brust
- „zugeschnürter Hals"
- Ziehen im Kieferbereich, teilweise Zahnschmerzen
- Oberbauchschmerzen
- Schmerzen in der linken Schulter mit Ausstrahlung in Arm und Hand
- Schmerzen zwischen den Schulterblättern

Wenn bei fortgeschrittener Arteriosklerose eines der Herzkranzgefäße so stark verengt ist, dass es zu einem Verschluss kommt, ist ein Herzinfarkt die Folge. Auch in diesem Bereich gilt: Wenn nur ein kleines Gefäß verstopft ist, stirbt nur ein sehr kleiner Teil des Herzgewebes ab. Ein solch kleiner Infarkt wird oftmals gar nicht bemerkt und äußert sich höchstens kurzzeitig durch Brustschmerzen und ein Engegefühl im Brustkorb. Ist das betroffene Gefäß jedoch größer, kann das Herz seine Tätigkeit komplett einstellen und zum Stillstand kommen. Man spricht dann von einem akuten Herztod.
Bei Verdacht auf einen Herzinfarkt muss der Patient schnellstens in die Klinik. Eine mögliche zusätzliche Behandlung zur schulmedizi-

Bei Frauen wird ein Herzinfarkt oft erst sehr spät erkannt, da bei ihnen eher untypische Symptome wie Rückenschmerzen, Übelkeit und Erbrechen auftreten.

nischen Versorgung, die gleichzeitig oder anschließend durchgeführt werden kann, besteht in der Einspritzung homöopathischer Mittel im Brust- und Rückenbereich, um die Sauerstoffversorgung der Herzwand zu verbessern.

Besonders erhöht ist die Thrombosegefahr bei Frauen, die Rauchen und gleichzeitig mit der „Pille" verhüten.

Durch eine kurmäßige Anwendung dieser Behandlung wird die Herzmuskulatur weniger anfällig gegenüber Sauerstoffmangel. Diese Maßnahmen sind besonders dann wichtig, wenn der Infarkt noch nicht operationsbedürftig ist. Aber auch nach einer erfolgten Bypassoperation kann die genannte Behandlung sinnvoll sein, da die neuen Gefäße nach einiger Zeit wieder zum Verschluss neigen.

Thrombosen und Embolien

Thromben sind Blutgerinnsel in den Gefäßen, kleine Pfropfen, die durch eine Zusammenballung von Blutplättchen entstehen. Diese Thromben sitzen zunächst an den Innenwänden der Arterien fest. Zusätzliche Ablagerungen können das Gefäß dann völlig verschließen. Anzeichen dafür sind Schmerzen und eine Schwellung und Rötung der Haut über den betroffenen Arterien. Man spricht dann von einer Thrombose.

Ein solches Blutgerinnsel kann sich auch von der Gefäßwand lösen und schwimmt dann mit dem Blutstrom weiter. Wenn es sich dann in einem verengten Gefäß festkeilt und dieses verschließt, spricht man von einer Embolie. Dieser Verschluss hat dieselben Auswirkungen wie der bereits beschriebene Gefäßverschluss aufgrund einer extremen Gefäßverengung: Er blockiert den Blutstrom gänzlich und verhindert eine weitere Versorgung der Organe mit Sauerstoff und Nährstoffen. Auch hier sind hauptsächlich die Arterien des Gehirns, der Lunge, des Herzens, der Niere und der Beine betroffen.

Eine Embolie kann tödlich sein, wenn sie einen Herzinfarkt oder Schlaganfall auslöst.

Mit einer akuten Thrombose muss der Betroffene unbedingt in die Klinik, wo die Durchblutung des vom Blutgerinnsel verschlossenen Gebietes wieder hergestellt wird. Dies geschieht mithilfe konventioneller und alternativmedizinischer Maßnahmen, die die Fließfähigkeit des Blutes verbessern. Dazu zählen Infusionen, medikamentöse Therapien sowie physikalische Maßnahmen.

Je nachdem, ob arterielle oder venöse Blutgerinnsel vorliegen, wird die Therapie entsprechend bestimmt. Daran anschließend ist eine alternativmedizinische Behandlung zu empfehlen, um die Neigung des Blutes zur Thrombosenbildung zu senken.

Weiterführende Informationen

Für interessierte Leser finden sich hier noch mehr Informationen für einen eigenverantwortlichen Umgang mit der Diagnose „erhöhter Cholesterinspiegel". Unter den nachfolgenden Adressen erhalten Betroffene ausführliche Informationen und intensive Aufklärung. Nährwerttabellen bieten einen raschen Überblick über den Nährstoffgehalt der einzelnen Nahrungsmittel. Sie erleichtern nicht nur den Einkauf, sondern auch die Zusammenstellung der täglichen Kost.
Darüber hinaus erklärt ein Glossar Fachbegriffe, denen die Betroffenen im Zusammenhang mit Ihrer Erkrankung immer wieder begegnen.

Adressen und Ansprechpartner

Deutsche Gesellschaft zur Bekämpfung von Fettstoffwechselstörungen und ihren Folgeerkrankungen DGFF (Lipid-Liga) e.V.
Waldklausenweg 20
81377 München
Telefon 089/7191001
Fax 089/7142687
E-Mail Info@Lipid-Liga.de
Internet www.lipid-liga.de

Deutsche Gesellschaft für Kardiologie (DGK)
Achenbachstr. 43
40237 Düsseldorf
Telefon 0211/600 6920
Fax 0211/600 69210
E-Mail info@dgk.org
Internet www.dgk.org

Deutsche Gesellschaft für Prävention und Rehabilitation von Herz-Kreislauf-Erkrankungen e. V. (DGPR)
Friedrich-Ebert-Ring 38
56068 Koblenz
Telefon 0261/309231
E-Mail info@dgpr.de
Internet www.dgpr.de

Deutsche Herzstiftung e. V.
Vogtstr. 50
60322 Frankfurt/Main
Telefon 069/955128-0
Fax 069/955128-313
E-Mail info@herzstiftung.de
Internet www.herzstiftung.de

Deutsche Liga zur Bekämpfung des hohen Blutdrucks – Deutsche Hypertonie Gesellschaft e. V. (Hochdruckliga)
Berliner Straße 46
69120 Heidelberg
Telefon 06221/411774
Herz-Kreislauf-Telefon
06221/474800
Fax 06221/402274
E-Mail
Hochdruckliga@t-online.de
Internet www.paritaet.org/
hochdruckliga

Stiftung Deutsche Schlaganfall-Hilfe
Carl-Bertelsmann-Straße 256
Postfach 104
33311 Gütersloh
Telefon 01805/093093
Fax 01805/094094
E-Mail info@schlaganfall-hilfe.de
Internet www.schlaganfall-
hilfe.de

Deutsche Gesellschaft für Prävention und Rehabilitation von Herz-Kreislauf-Erkrankungen e.V.
Friedrich-Ebert-Ring 38
56068 Koblenz
Telefon 0261/309231
Fax 0261/309232
E-Mail info@dgpr.de
Internet www.dgpr.de

Deutscher Diabetiker-Bund e. V.
Lilienthalstr. 21
Goethesttr. 27
34119 Kassel
Telefon 0561/7034770
Fax 0561/7034771
E-Mail info@diabetikerbund.de

Deutsche Gesellschaft für Ernährung e. V.
Godesberger Allee 18
53175 Bonn
Telefon 0228/3776600
Fax 0228/3776800
Internet www.dge.de

Institut für Ernährungsinformation
Klinik Hohenfreudenstadt
Tripsenweg 17
72250 Freudenstadt
Internet www.ernaehrung.de

NAKOS – Nationale Kontakt- und Informationsstelle zur Anregung und Unterstützung von Selbsthilfegruppen
Wilmersdorfer Straße 39
10627 Berlin
Telefon 030/31018960
Fax 030/31018970
E-Mail selbsthilfe@nakos.de
Internet www.nakos.de

Nährwerttabellen

Milch und Milchprodukte

	Kcal	kJ	E (in g)	F (in g)	KH (in g)	Chol (in mg)
Kuhmilch, Trinkmilch, auch H-Milch, 3,5%	64	267	3,3	3,5	4,8	11
Buttermilch	35	144	3,5	0,5	4	4
Fettarme Milch, fettarme H-Milch, 1,5%	47	195	3,4	1,5	4,9	5
Molke, süß	24	100	0,8	0,2	4,7	❐
Magermilch 0,3% (entrahmte Milch)	35	144	3,5	0,1	4,9	❐
Crème fraîche, Crème double, 40%	378	1582	2	40	2,5	131
Schlagsahne, 30%	309	1291	2,4	31,7	3,4	109
Schmant, 24%	239	1001	2,6	24	3,2	79
Saure Sahne, 10%	117	490	3,1	10	3,7	33
Kakaotrunk aus Magermilch	52	219	3,5	0,3	8,9	1

Jogurt und Kefir

Jogurt und Trinkmilch, 3,5%	61	254	3,3	3,5	4,0	11
Fettarmer Jogurt, 1,5%	44	182	3,4	1,5	4,1	5
Fettarmer Jogurt mit Früchten, 1,5%	78	327	3	1,3	13,6	4
Kefir, 3,5%	61	254	3,3	3,5	4	11

Kondensmilcherzeugnisse

Kondensmilch, 4%	128	534	9,4	4,1	13,3	13
Kondensmilch, 10%	176	737	8,8	10,1	12,5	33

Käse und Käsezubereitungen

Doppelrahm-Frischkäse, 70% F. i. Tr.	286	1197	4,5	28	4	84
Speisequark, mager	73	304	13,5	0,3	4	1
Speisequark, 20% F. i. Tr.	102	425	10,5	5,1	3,4	17
Speisequark, 40% F. i. Tr.	160	670	11,1	11,4	3,3	37

	Kcal	kJ	E (in g)	F (in g)	KH (in g)	Chol (in mg)
Fruchtquark, 20% F. i. Tr.	124	519	10	3,7	12,7	13
Frischkäsezubereitung mit Kräutern, 60% F. i. Tr.	251	1049	8,5	23	2,4	85
Appenzeller, 50% F. i. Tr.	386	1615	25,4	31,6	❒	74
Emmentaler, 45% F. i. Tr.	386	1613	28,9	30	❒	70
Gouda, 40% F.i.Tr.	300	1253	24,7	22,3	❒	52
Camembert, 30% F. i. Tr.	206	864	22,8	12,8	❒	30
Camembert, 45% F. i. Tr.	280	1172	21	21,8	❒	51
Camembert, 60% F. i. Tr.	366	1531	16,8	33,2	❒	93
Parmesan, 32% F. i. Tr.	386	1616	38,5	25,8	❒	53
Harzer Käse, Korbkäse, Mainzer Käse	126	528	30	0,7	❒	3
Schmelzkäse, 45% F. i. Tr.	264	1103	14,4	22,9	❒	53
Edamer, 45% F. i. Tr.	354	1481	24,8	28,3	❒	59
Edelpilzkäse, 60% F. i. Tr.	428	1792	19,1	39,1	❒	90
Kochkäse, 40% F. i. Tr.	187	781	12	13,9	3,4	32
Leerdamer, 45% F. i. Tr.	352	1473	25,9	27,9	❒	64
Raclettekäse, 48% F. i. Tr.	343	1434	22,7	28,0	❒	65

Fette und Speiseöle

Butter	754	3156	0,7	83,2	0,7	240
Margarine	722	3023	0,2	80	0,4	7
Sonnenblumenöl	898	3758	-	99,8	◊	5
Butterschmalz	897	3752	0,3	99,5	-	340
Kokosfett	894	3741	0,8	99	❒	1
Schweineschmalz	898	3756	0,1	99,7	0	86
Majonäse, 50%	490	2050	0,5	52	5	52
Majonäse, 80%	727	3040	1,1	78,9	3	142

Eier

1 Ei, 58 g, Gew.-Kl. 4, roh od. gekocht	84	351	6,7	6,2	0,3	314
1 Eigelb, 19 g	68	283	3,1	6,1	0,1	314
1 Eiweiß, 33 g	16	67	3,6	0,1	0,2	-

Schweinefleisch

Muskelfleisch	105	440	22	1,9	❒	70
Kotelett	150	626	20,3	7,6	❒	60

	Kcal	kJ	E (in g)	F (in g)	KH (in g)	Chol (in mg)
Schnitzel	106	443	22,2	1,9	❒	70
Rückenspeck, frisch	759	3175	4,1	82,5	❒	100
Mett	318	1328	17,5	27,5	❒	70

Rindfleisch

Muskelfleisch	102	428	21,3	1,9	0,1	58
Roastbeef, Lende	130	544	22,4	4,5	❒	70
Filet	121	505	21,2	4	❒	70
Rinderhack	216	904	22,5	14	❒	◊
Leber	121	508	20,3	2,1	5,3	260

Kalbfleisch

Filet	95	397	20,6	1,4	❒	70
Schnitzel	99	414	20,7	1,8	❒	◊
Niere	128	534	16,7	6,4	0,8	380

Hammelfleisch

Kotelett	348	1454	14,9	32	❒	70
Keule	234	979	18	18	❒	70

Fleisch- und Wurstwaren

Bratwurst, Schwein	298	1249	9,8	28,8	❒	100
Bockwurst	277	1159	12,3	25,3	❒	100
Frankfurter Würstchen	272	1138	13,1	24,4	❒	65
Weißwurst	287	1202	11,1	27	❒	100
Wiener Würstchen	296	1236	10,2	28,3	❒	85
Schinken, gekocht, gesalzen	193	808	19,5	12,8	❒	85
Schinken, roh, geräuchert, gesalzen	383	1601	16,9	35	❒	110
Speck, durchwachsen	321	2600	9,1	65	❒	90
Bierschinken	169	7071	6,6	11,4	❒	85
Blutwurst (Rotwurst)	301	1259	10	29	❒	85
Cervelatwurst	394	1650	20,3	34,8	❒	85
Fleischwurst	296	1239	9,9	28,5	❒	85
Leberkäse	297	1243	12,4	27,5	❒	85

	Kcal	kJ	E (in g)	F (in g)	KH (in g)	Chol (in mg)
Leberwurst, grob	326	1366	15,9	29,2	❐	85
Mettwurst	390	1633	13,9	37,2	❐	85
Mortadella	345	1443	12,4	32,8	❐	85

Geflügel und Wild

Ente	227	951	18,1	17,2	❐	70
Huhn, Brathuhn, Hähnchen	166	695	19,9	9,6	❐	99
Suppenhuhn	257	1074	18,5	20,3	❐	75
Kaninchen	152	634	20,8	7,6	❐	70
Reh, Keule	97	407	21,4	1,3	❐	110

Süß- und Salzwasserfische

Forelle	102	428	19,5	2,7	❐	55
Hering	193	808	8,2	17,8	❐	77
Kabeljau, Dorsch	75	313	17,4	0,6	❐	50
Lachs	202	845	19,9	13,6	❐	44
Scholle	86	358	17,1	1,9	❐	63

Fischzubereitungen

Schillerlocken	302	1264	21,3	24,1	❐	◊
Fischstäbchen	183	765	13	7	17	◊
Aal, geräuchert	329	1377	17,9	28,6	❐	190
Bismarckhering	210	879	16,5	16	❐	60
Brathering	204	854	16,8	15,2	❐	87
Hering in Gelee	164	687	12,7	12,6	❐	36
Rotbarsch, geräuchert	145	605	23,8	5,5	❐	◊
Thunfisch in Öl (gesamter Doseninhalt)	283	1185	23,8	20,9	❐	32

Krustentiere und Meeresfrüchte

Austern	66	276	9	1,2	4,8	260
Muscheln (Miesmuscheln)	51	213	9,8	1,3	❐	150
Krabben (Garnelen)	87	364	18,6	1,4	❐	138

Gemüse

	Kcal	kJ	E (in g)	F (in g)	KH (in g)	Chol (in mg)
Auberginen	17	72	1,2	0,2	2,5	-
Blumenkohl	22	92	2,4	0,3	2,3	-
Bohnen, grün	32	136	2,4	0,2	5,1	-
Brokkoli	26	108	3,3	0,2	2,5	-
Chinakohl	112	52	1,2	0,3	1,2	-
Eisbergsalat	13	54	0,7	0,3	1,9	-
Erbsen, grün	70	293	5,8	0,5	10,6	-
Feldsalat	14	57	1,8	0,4	0,7	-
Fenchel, 1 mittelgr. Knolle	24	98	2,4	0,3	2,8	-
Grünkohl (Braunkohl)	37	153	4,3	0,9	2,5	-
Gurke (Gemüse- oder Salatgurke)	12	51	0,6	0,2	1,8	-
Karotten	28	117	1,1	0,2	5,2	-
Kohlrabi	24	102	2,0	0,1	3,7	-
Kopfsalat	112	49	1,3	0,2	1,1	-
Lauch (Porree)	25	104	2,2	0,3	3,2	-
Paprikaschoten	20	84	1,2	0,3	2,9	-
Radicchio	13	54	1,2	0,2	1,5	-
Radieschen	14	57	1,1	0,1	2	-
Rhabarber	13	55	0,6	0,1	1,4	-
Rosenkohl	36	149	4,5	0,3	3,3	-
Rote Bete (Randen, Rote Rüben)	41	172	1,5	0,1	8,4	-
Rotkohl	21	86	1,5	0,2	3,2	-
Schikoree	16	68	1,3	0,2	2,3	-
Spargel	18	75	1,9	0,1	2,2	-
Spinat	15	64	2,5	0,3	0,6	-
Tomate	17	73	1,0	0,2	2,6	-
Weißkohl	24	102	1,3	0,2	4,2	-
Zucchini	19	79	1,6	0,4	2,2	-
Zwiebeln	28	118	1,3	0,3	4,9	-

Hülsenfrüchte

Bohnen, weiß	262	1098	22	1,6	40	◊
Linsen	315	1316	23,5	1,4	52	◊
Sojabohnen	323	1351	33,7	18,1	6,3	◊

Pilze

	Kcal	kJ	E (in g)	F (in g)	KH (in g)	Chol (in mg)
Champignons	15	64	2,7	0,2	0,6	-
Champignons in Dosen	16	67	2,3	0,5	0,5	-
Pfifferlinge	12	49	1,6	0,5	0,2	-

Gemüsekonserven

Maiskolben	43	178	2	❐	8	◊
Mixed Pickles	24	100	1	❐	5	◊
Rote Bete	37	152	1	❐	8	◊
Sauerkraut	17	70	1,5	0,3	0,8	-

Fertiggerichte aus der Dose

Erbseneintopf mit Speck	107	447	6	3	4	◊
Hühnereintopf mit Reis	62	259	2	3	8	◊
Linseneintopf mit Speck	83	347	4	3	10	◊
Mexikanischer Bohnentopf	94	393	6	2	13	◊

Kartoffeln und Kartoffelprodukte

Kartoffeln, roh	70	292	2	0,1	14,8	-
Kartoffeln, gekocht, mit Schale	70	292	2	0,1	14,8	-
Kartoffeln, geröstet	121	508	3,1	1	25	-
Chips	539	2254	5,5	39,4	40,5	-
Pommes frites, verzehrfertig	290	1214	4,2	14,5	35,7	-
Semmelknödel	177	740	7	1	35	◊

Getreideprodukte, Teigwaren

Gerste	316	1316	10,6	2,1	63,3	-
Grünkern, Dinkel	320	1340	11,6	2,7	62,4	-
Haferflocken	354	1479	12,3	8	58,1	-
Reis, poliert, roh	344	1440	6,5	0,5	78,4	-
Reis, Vollkornreis	343	1435	7,4	2,2	73,4	-
Weizenmehl, Type 405	335	1403	10,6	1	71	-

	Kcal	kJ	E (in g)	F (in g)	KH (in g)	Chol (in mg)
Weizenvollkornmehl, Type 1700	302	1262	11,2	2	59,7	-
Müslimischung, trocken	394	1648	9	10	67	-
Eierteigwaren (Nudeln), roh	347	1452	13	3	70	94
Vollkornteigwaren, roh	343	1435	15	3	64	-

Brot

Baguette	260	1086	7,9	0,7	55,4	◊
Roggenbrot	217	906	6,2	1	45,7	-
Knäckebrot	318	1328	10	1,5	66	-
Vollkornbrot (Weizen)	204	854	7,8	1	41	-
Weißbrot	233	974	7,5	1,2	48	-
Weizentoastbrot	260	1088	6,9	4,5	48	-
Weizenbrötchen	272	1139	8,3	1,9	55,5	-

Kuchen, Torten, Gebäck

Apfelkuchen, gedeckt	203	850	2,7	7,5	31,2	22
Berliner Pfannkuchen, Krapfen	317	1326	8,7	11,8	44	125
Butterkeks	422	1766	8	10	75	80
Butterkuchen	366	1531	6,1	16,8	47,6	44
Käsekuchen	250	1040	10	27	10	100
Makronen	376	1573	5	24	35	1
Nusskuchen	436	1824	6,6	29,1	36,9	39
Obstkuchen (Hefeteig)	176	736	3,9	3,5	32,2	26
Sahnetorte	365	1527	5	25	30	32,5
Vollkornkeks	440	1841	10	20	55	◊
Weihnachtsstollen	377	1577	8	17	48	◊

Süße Brotaufstriche, Süßwaren

Fruchtbonbon	18	75	0	5	0	0
Honig	325	1367	0,3	-	81	-
Konfitüre, Marmelade	266	1119	0,6	◊	66	-
Nuss-Nougat-Creme	514	2151	7	31	54	◊
Vollmilchschokolade	526	2200	8	30	56	2
Zucker	400	1680	-	-	100	-

Süßspeisen

	Kcal	kJ	E (in g)	F (in g)	KH (in g)	Chol (in mg)
Schokoladencreme	144	605	3	6	19,5	◊
Vanillecreme	139	584	3	5,5	19,5	◊
Götterspeise, mit Wasser zubereitet	60	251	1,4	-	13,6	◊
Rote Grütze, mit Wasser zubereitet	85	351	-	-	21	◊
Schokopudding, mit Milch zubereitet	127	533	3	3,5	21	◊
Vanille-, Mandel-, Sahnepudding, Trockenprodukt	346	1453	0,5	-	86	◊
Vanillepudding (oder Mandelpudding, Sahnepudding) mit Milch zubereitet	105	441	2,9	3,3	16	◊
Vanillesauce mit Milch	97	407	3	3,4	14	◊
Fruchteiscreme	80	336	◊	◊	20	◊
Milchspeiseeis	127	531	5	3	20	◊
Softeis	115	483	3	3	19	◊

Frisches Obst

Ananas	55	231	0,4	0,2	12,4	-
Apfel	54	225	0,3	0,6	11,4	-
Aprikosen	43	180	1	0,1	8,5	-
Avocado	221	923	1,9	23,5	0,4	-
Banane	94	392	1,1	0,2	21,4	-
Birne	55	231	0,5	0,3	12,4	-
Erdbeeren	32	134	0,8	0,4	5,5	-
Himbeeren	33	140	1,3	0,3	4,8	-
Kirschen, süß	63	262	0,9	0,3	13,3	-
Kiwi	50	209	0,9	0,6	9,1	-
Mandarine	46	192	0,6	0,3	10,2	-
Orange	42	177	1	0,2	8,3	-
Pfirsich/Nektarine	43	180	0,7	0,1	9,4	-
Pflaumen	49	205	0,6	0,2	10,2	-
Wassermelone	37	156	0,6	0,2	8,3	-
Weintrauben	65	282	0,7	0,3	15,2	-

Obstkonserven

	Kcal	kJ	E (in g)	F (in g)	KH (in g)	Chol (in mg)
Apfelkompott, Apfelmus	79	328	0,2	0,1	19,2	-
Birnen in Dosen	76	319	0,3	0,2	18,3	-
Kirschen im Glas	83	347	0,7	0,2	19,6	-
Pfirsich in Dosen, Gesamtinhalt	69	289	0,4	0,1	16,5	-

Trockenobst

Pflaumen, getrocknet	222	927	2,3	0,6	47,4	-
Rosinen/Sultaninen	266	1113	1,8	◊	64,7	-

Nüsse und Samen

Haselnüsse	647	2705	13	61	11,4	◊
Kokosraspeln	606	2536	5,6	62	6,4	◊
Mandeln	577	2413	19	54	3,7	◊
Sonnenblumenkerne, geschält	580	2428	22,5	49	12,3	◊
Walnüsse	666	2788	15	62	12,1	◊

Getränke

(die Angaben beziehen sich jeweils auf eine Tasse oder ein Glas, bei Kaffee und Tee ohne Milch und Zucker)

Trink-Quellwasser, natürl. Mineralwasser	-	-	-	-	-	-
Früchte-, Kräuter, Mate- und schwarzer Tee, Kaffee	-	-	-	-	-	-
Apfelsaft	57	208	0,1	◊	11,7	-
Birnennektar, 40% Fruchtanteil	55	228	0,3	0,2	12,9	-
Orangensaft, ungezuckert	44	185	0,7	0,2	9	-
Traubensaft	68	286	0,2	r	16,6	-
Cola	57	237	3,3	◊	10,9	◊
Limonade i.D.	49	206	◊	◊	12	◊
Karottensaft	22	92	0,6	r	4,8	-
Tomatensaft	17	72	0,8	0,1	2,9	-

	Kcal	kJ	E (in g)	F (in g)	KH (in g)	Chol (in mg)
Alkoholfreies Bier	28	119	0,3	-	5,4	-
Pils	43	179	0,5	-	3,1	-
Apfelwein	45	189	❒	◊	2,6	◊
Weißwein	65	273	0,1	◊	2,5	◊
Sekt	83	349	0,1	◊	4	◊
Rotwein	74	311	0,1	◊	2,6	◊
Whisky	238	1000	◊	◊	❒	◊
Weinbrand	240	1003	◊	◊	2	◊
Likör	166	697	◊	◊	30	◊

Alle Angaben in den Nährwerttabellen beziehen sich, wenn nichts anderes angegeben ist, auf 100 Gramm verzehrbaren Anteil des jeweiligen Produktes.

Abkürzungen

Chol	= Cholesterin
E	= Eiweiß
F	= Fett
F. i. Tr.	= Fett in der Trockenmasse
g	= Gramm
i. D.	= im Durchschnitt
kcal.-red.	= kalorienreduziert
Kcal	= Kilokalorien
KH	= Kohlenhydrate
kJ	= Kilojoule

Zeichenerklärung

❒	= Inhaltsstoff ist nur in Spuren vorhanden
-	= nicht vorhanden
◊	= es liegen keine genauen Analysen vor

Glossar

Adipositas: Fettleibigkeit, Fettsucht. Es handelt sich um eine chronische Gesundheitsstörung, die durch eine übermäßige Ansammlung von Fettgewebe im Körper gekennzeichnet ist.

Angina Pectoris: Unterversorgung des Herzens mit Sauerstoff und Nährstoffen. Es kommt zu Beklemmungsgefühlen und Schmerzattacken in der Herzgegend sowie in den Armen und der Halsregion. Gilt als ein Vorwarnzeichen für den Herzinfarkt.

Arterie: Puls- oder Schlagader. Blutgefäße mit vom Herzen weg führender Strömungsrichtung des Blutes. Die Wand der Arterien ist in drei Schichten gegliedert.

Arteriosklerose: Prozess der „Arterienverkalkung". Ab dem vierten bis fünften Lebensjahrzehnt häufige Erkrankung der Arterien. Sie ist gekennzeichnet durch Lipid- und Kalkablagerungen.

Blutfette: Oberbegriff für verschiedene Fette oder fettähnliche Stoffe im Blutplasma; die wichtigsten sind das Cholesterin und die → Triglyzeride.

Blutzucker: Glukose (Traubenzucker); Blutzucker ist das wichtigste Monosaccharid im menschlichen Organismus, das im Blut transportiert wird.

Chylomikronen: Damit bezeichnet man die größten → Lipoproteine im Blut. Sie transportieren vor allem die → Triglyzeride.

Diabetes mellitus: Zuckerkrankheit. Stoffwechselstörung, bei der der Blutzuckerspiegel über dem Normalwert liegt. Der Körper ist nur noch teilweise oder gar nicht mehr in der Lage, das für die Verwertung von Zucker notwendige Hormon → Insulin bereitzustellen. Man unterscheidet den Typ-I- und den Typ-II-Diabetes.

Embolie: Verstopfung von Blutgefäßen durch ein im Blut schwimmendes Blutgerinnsel (Thrombus). Eine Embolie kann zum Infarkt oder Gehirnschlag führen.

Essenziell: Unentbehrlich, zum Leben notwendig; man bezeichnet damit Stoffe, die der Körper nicht selbst zu bilden vermag, die aber lebensnotwendig sind und über die Nahrung zugeführt werden müssen, z. B. einige Fett- und Aminosäuren, Vitamine und Spurenelemente.

Fettsäuren: Bestandteile der Fette; je nach Anzahl der Kohlenstoffatome unterscheidet man zwischen gesättigten, einfach ungesättigten und mehrfach ungesättigten Fettsäuren.

Fibrate: Wirkstoffe mit cholesterin- und triglyzeridsenkender Wirkung.

HDL: high density lipoprotein. Lipoprotein mit hoher Dichte. Transportform des Cholesterins im Blut. Es wird auch „gutes" Cholesterin genannt, das es überschüssiges Cholesterin aus den Organen und Geweben zur Leber transportiert, wo es verarbeitet und ausgeschieden wird.

Hypercholesterinämie: Über die Normwerte erhöhte Cholesterinwerte.

Hypertonie: Bluthochdruck; ständig erhöhte Blutdruckwerte; normal sind 130/85 mmHg.

Hypertriglyzeridämie: Über die Normwerte erhöhte Triglyzeridwerte.

Insulin: Hormon der Bauchspeicheldrüse, das zu einer Senkung des → Blutzuckers führt.

Insulinresistenz: Verminderte Fähigkeit der Körperzellen, auf Insulin zu reagieren.

Koronare Herzkrankheit: Abgekürzt KHK; Erkrankung der Herzkranzgefäße. Bei einer sehr starken Verengung der Herzkranzgefäße durch arteriosklerotische Veränderungen kann es zu einem Herzinfarkt kommen.

Lipide: Alle Fettsubstanzen im Körper (z. B. Cholesterin, Triglyzeride).

Lipoproteine: Sie bestehen aus Lipiden (Fetten) und Proteinen (Eiweißen). Sie sind das Transportmittel für das Cholesterin im Blut.

Lipidsenker: Medikamente, die erhöhte Blutfette senken.

Plaques: Arteriosklerotische Ablagerungen an den Gefäßinnenwänden.

Schlaganfall: Kompletter Verschluss eines Blutgefäßes im Gehirn, meist verursacht durch Arteriosklerose.

Statine: Cholesterinsenkende Substanzen, die die körpereigene Produktion des Cholesterins in der Leber hemmen und eine Senkung des LDL im Blut bewirken. Sie werden auch als CSE-Hemmer (Cholesterin-Synthese-Enzym-Hemmer) bezeichnet.

Thrombus: Blutgerinnsel, das zur Verengung und zum Verschluss von Blutgefäßen führen kann.

Triglyzeride: Neutralfette; Bestimmte Form von Blutfetten, die in hoher Konzentration schädlich sind. Sie können zu Durchblutungsstörungen in Herz und Gehirn, aber auch zu Entzündungen der Bauchspeicheldrüse führen.

Bildnachweis

Wir bedanken uns bei allen Bildlieferanten, die uns durch die Bereitstellung von Abbildungen freundlicherweise unterstützt haben.

Bilderbox: 5, 25, 27, 30, 40, 45, 96, 98, 103, 106, 107, 111, 117
djd/deutsche journalisten dienste: djd/Pleon Kohtes Klewes 20; djd/Pleon Healthcare 31; djd/Whitehall-Much GmbH 39; djd/Informationsbüro deutsche Molke 46; djd/Informationsbüro deutscher Käse 52; djd/VGW PR 70; djd/RatGeberZentrale 92; djd/djd 5, 104; djd/Schwarz PharmaDeutschlang GmbH 125
Hest, Carien van: 57
Heller, Sonja: Infokastensymbol „Figur"
ifa Bilderteam: 4, 6, 22
Klosterfrau Gesundheitsdienst: 12/13, 29, 32, 38, 42, 94, 95, 107, 119, 123
Lanka, Janis: 72
mauritius images: 4, 5, 18, 120
Oppenauer, Doris: 9
picture-alliance/dpa: 4, 17, 36, 67, 68, 78, 83, 84, 101, 109, 110
Sasic, Dragan: 55